5天打造緊緻小蠻腰
腰線雕塑術

美肌瑜珈老師／腰身雕塑師
HIROTA NAO

楓葉社

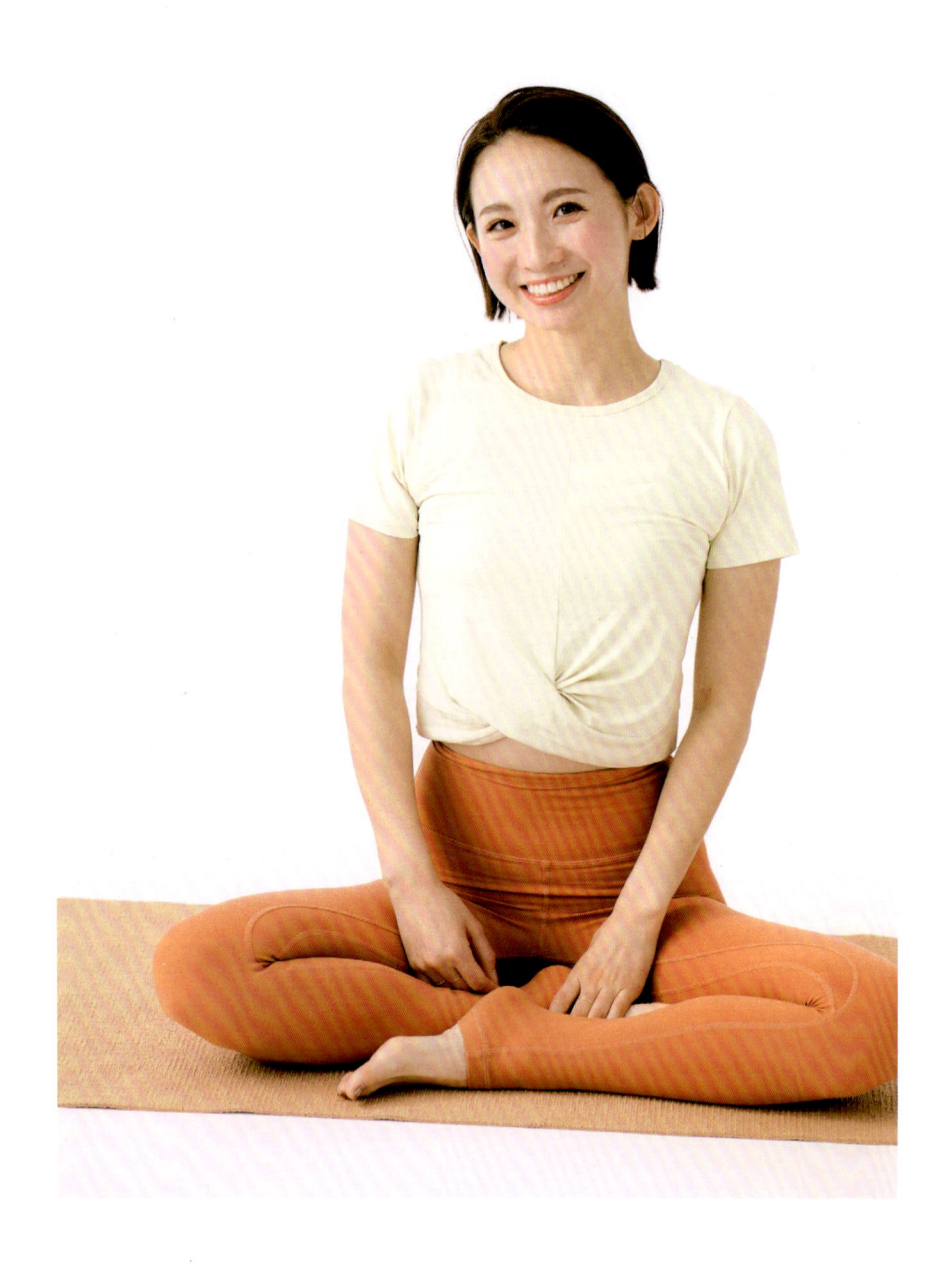

序章

大家好，我是瑜珈老師HIROTA NAO。我之所以學習雕塑身材的知識，是因為我過去一直為自己的身材感到自卑，而且我還是個很不擅長運動、討厭運動的人。升上國中之後，我就不太敢穿無袖上衣，到了大學之後，也是同學眼中的那種肉肉女孩（哭）。

不擇手段地減重後，成功瘦了10公斤，但是小腹的脂肪還是減不掉。畢業後，我一邊在銀行工作，一邊去瑜珈教室學瑜珈，結果小腹的確是縮進去了，但是腰線卻不太理想，離我想要的體型還差很遠。

之所以如此，是因為我對身體的機制還不夠了解，因此我便轉換跑道，成為瑜珈老師，學習身體的構造以及肌肉的機制。重新鍛練之後，我總算得到想要的美麗曲線！而且臀部與雙腳也都變得更漂亮了。

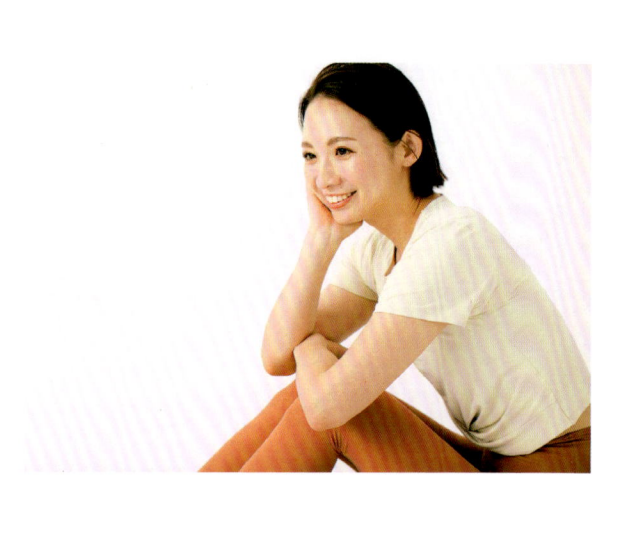

最近也是體型多元化的時代。「身體自愛」（body positivity）的概念已經完全普及，所以不是纖瘦就代表美麗。不過，要想充滿朝氣與活力地度過漫長人生，絕對需要照顧自己的身體。

如果身體歪斜或沒有正確運用肌肉，就無法擁有美麗的腰線。腰線同時也是某種健康指標。此外，當身體回歸正確姿勢，全身循環就會改善，各種不適症狀也會消失，讓身心都更加輕盈舒適。

讓身體變得健康柔韌，人也會變得更加樂觀，進而更愛自己！我希望能讓更多人親身體驗這件事，因此非常重視每個人都能確實實踐書中的內容。只需要短短5天，大家要不要試著透過「腰線挑戰」，擁有結實的身材呢？

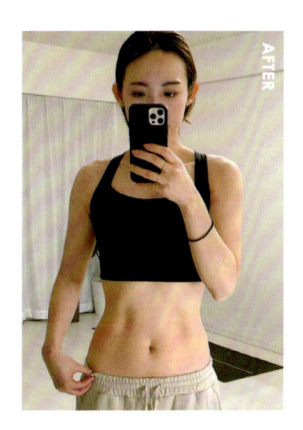

身體一天天產生變化，擁有美麗的腰線！

最近的廣田小姐。擁有像沙漏般的美麗腰線，身材明顯與之前不同。內衣或是腰線的位置都往上移，也出現了馬甲線。

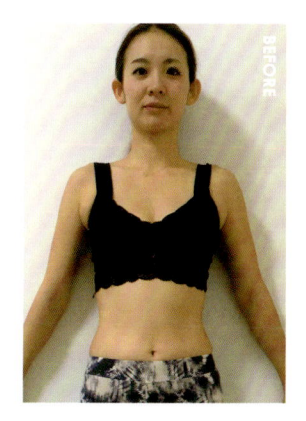

這是剛開始擔任瑜珈老師的廣田小姐。體重48公斤，屬於纖瘦的身材。雖然有腰線，但身體看起來一點都不緊實。

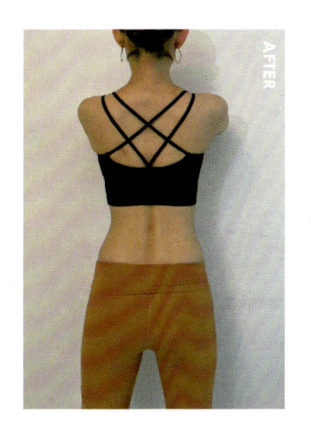

當腰線左右對稱，腰部的贅肉消失，臀部也變小變翹！下半身變得不再鬆垮，大腿也更為緊實。

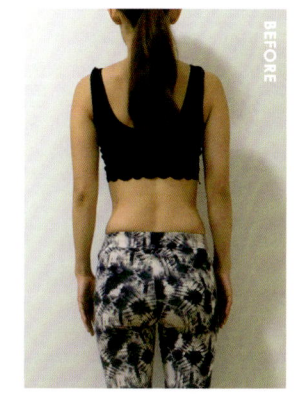

腰線的位置左右不對稱。腰部之所以顯得陰影較重，可能是因為脂肪堆積。這些贅肉也讓臀部看起來更大更寬。

CONTENTS

腰線雕塑術：5天打造緊緻小蠻腰

序章

- 什麼是腰線挑戰？ 008
- 腰線挑戰的5種效果 010
- 5天挑戰大成功！ 012

PART 1 理想的身體從腰線開始

- 或許是假胯寬？ 018
- 話說回來，腰線到底是什麼？ 020
- 現代生活讓人很難雕塑身體曲線？ 022
- 肋骨突擊檢查 024
- 骨盆歪斜也是導致腰線消失的原因之一 028
- 肋骨與骨盆維持中立位置 030
- 雕塑腰線的魔法呼吸 034
- 腰線挑戰規則 038

PART 2 一天只需要5分鐘 改變自己的5天

- 腰線挑戰START！ 042
- DAY1 放鬆　讓腹部瞬間放鬆　敬禮捏肚術 044
- DAY1 放鬆　讓緊繃的背部解放！滾來滾去大作戰 046

DAY1 放鬆　跟鬆垮的臀部說再見　雕塑臀型訓練	048
COLUMN01　其實這就是美肌瑜珈！	050
DAY2 伸展　讓肚子變小　不斷伸展的萬歲姿勢	052
DAY2 伸展　一招讓背部完全伸展　空氣潛水體操	054
DAY2 伸展　塑臀效果卓越　單腳鎖定伸展	056
COLUMN02　戒掉吃太快與下午茶的習慣！	058
DAY3 呼吸　讓肚子愈變愈小　肚子扁平呼吸法	060
COLUMN03　找出適合自己的壓力紓解法，維持動力！	062
DAY4 淺層肌肉訓練　腰線慢慢浮現　貓式扭轉動作	064
DAY4 淺層肌肉訓練　手腳用力打直　對角線背部反折訓練	066
COLUMN04　也能有效紓緩經前症候群	068
DAY5 集大成　腰線意象訓練　形狀記憶術	070
COLUMN05　還有提供線上課程	072

PART 3　透過體態訓練，搭配加強運動，讓在意部位更美麗

透過臀部與雙腳的訓練，留住美麗腰線	074
額外訓練！　美臀訓練	076
額外訓練！　美腿訓練	080
雕塑腰線的好習慣與壞習慣	084
結語	092

※ 影片分享網站有時會因為網站等狀況，未預先告知就變更或移除影片；
　影片如為外文，恕無法提供翻譯。如有造成不便，還請見諒。

什麼是腰線挑戰？

腰線挑戰是我獨創的訓練課程，只需要透過「放鬆＋伸展＋鍛練」這三個步驟就能輕鬆打造美麗的腰線。目前我透過自己經營的「線上教室」與「線上沙龍」，與1500位學員一起訓練，而這種讓大家擁有緊實腰線的課程也非常受到歡迎，許多學員也親身感受到這套訓練課程的效果。

這次的腰線挑戰將「放鬆＋伸展＋鍛練」的美腰課程濃縮為5天的課程，讓每個人在短期內打造擁有美麗腰線的身體。滑手機、久坐辦公桌的壞習慣都會讓我們的肌肉變得僵硬，所以我們要透過①放鬆身體，②透過調整呼吸與伸展操，使肌肉柔軟並延展僵硬部位，③鍛鍊肌肉，使腰線更加緊

008

實。目標是藉由這三個步驟，打造柔韌的肌肉與迷人的腰線。

只要5天就能打造美麗的腰線？會不會很痛苦、很辛苦啊？大家請放心，訓練菜單一點都不辛苦，就算是不擅長重訓或是運動的人，也能輕鬆地實踐這套課程。

課程雖然輕鬆，但效果卻很顯著！許多協助挑戰的學員也真的在5天之內，讓腰線瘦了7公分！持續這種效果立竿見影的訓練，就能擁有理想的體型。此外，也有學員在短短5天之內瘦了2公斤，改善了肩膀僵硬的毛病，因此這套訓練不僅能有效打造完美腰線，還有助於減重以及改善各種身體不適。

讓我們立刻實踐這套優點滿滿的腰線挑戰吧！

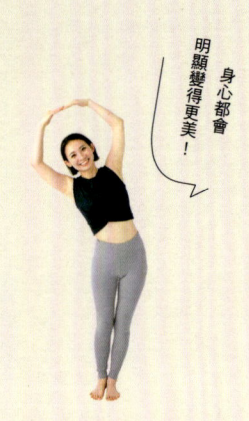

腰線挑戰的 5 種效果

明顯變得更美！
身心都會

效果 1
「能打造腰線」

讓肚子後縮，腰部變得緊實，就能擁有美麗的腰線。關鍵在於同時雕塑腰部與背部，打造360度無死角的美麗腰線。當身體變得更加玲瓏有致，曲線更加迷人時，就等於擁有理想的身材。

效果 2
「擁有翹臀」

擁有結實肌肉的臀部是非常適合放鬆與訓練的部位。只要嘗試鍛鍊那些因久坐辦公室而變得僵硬，或因血液循環不良而感到冰冷的肌肉，自然而然就能讓臀部變得更加翹挺，還能矯正骨盆，塑造均稱的美臀！

效果3 「雙腳變纖細」

一旦能靈活運用腰部和臀部的肌肉，骨盆就不會再歪斜，雙腿也會變得更加纖細筆直！隨著下半身的血液循環改善，長期困擾的水腫也能迎刃而解。此外，鬆弛的臀部與大腿之間的界線會變得更加明顯，雙腿看起來也會變得修長。

效果4 「能夠消除壓力，解決失眠問題」

一邊活動一邊深呼吸，可以讓身心放鬆，並消除壓力，促進心理健康。放鬆身體能減輕緊繃，讓副交感神經活躍，進而增強放鬆效果，幫助人慢慢進入夢鄉，提升睡眠品質。

效果5 「能擁有健康與柔韌的身體」

這套訓練課程不要求大家實行極端的飲食控制，也不強調增肌重訓。只要練出適當的肌肉，就能擁有柔韌健康的身體，成為完美的衣架子！此外，當腹肌能夠靈活運用時，內臟會回到正確的位置，發揮應有的功能，從而讓身體內部更加乾淨。

5天挑戰大成功！

4位希望改善體型的女性學員實踐了這套訓練課程。
短短5天，她們的腰圍就瘦了7公分，取得了驚人的成果！
課程雖然簡單，效果卻是立竿見影。我也收到了許多開心的回饋。

Report 01

ㄚ小姐（40幾歲） ｜身高160公分

腰圍 64公分
體重 57.1公斤
AFTER

腰圍 68公分
體重 58.5公斤
BEFORE

每天如實地放鬆肌肉並縮緊腹部。雖然在第4天時，體型沒有明顯改善，但到了第5天，效果卻變得非常明顯。小腹不再鬆垮，更讓人驚訝的是，臀部變得更加翹，雙腿也變得更修長。

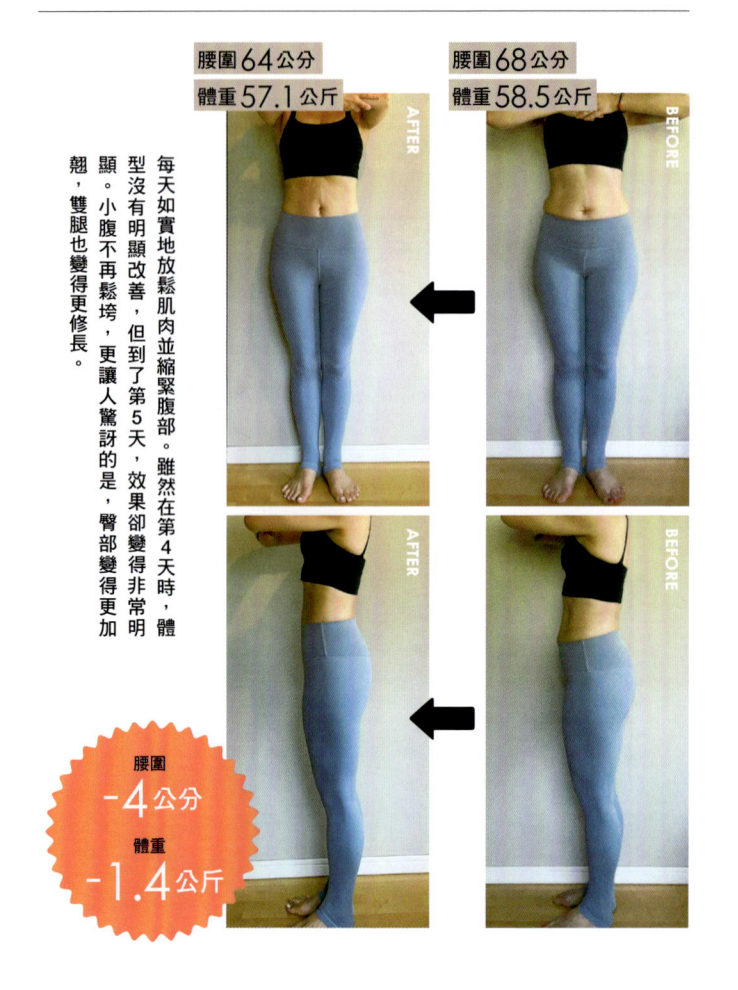

腰圍
-4公分
體重
-1.4公斤

Report 02

H 小姐（60幾歲） | 身高 158公分

AFTER
腰圍 69 公分
體重 49.6 公斤

BEFORE
腰圍 75 公分
體重 50.3 公斤

之前會定期上健身房訓練，並且努力鍛鍊腹肌與控制飲食，但每次都會復胖。到了接近70歲時，H小姐打算放棄鍛鍊。然而，當她開始實踐這套訓練課程時，雖然體重在短短5天內沒有太大變化，但圍繞在腹部的游泳圈卻消失了，馬甲線也微微浮現！因此，H小姐決定繼續這套訓練課程。

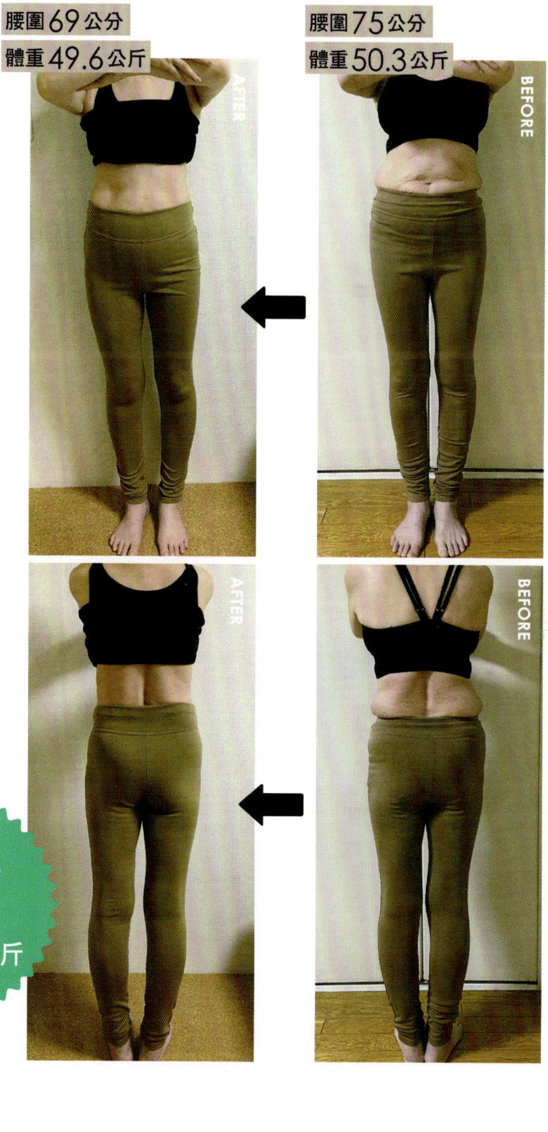

腰圍 -6 公分
體重 -0.7 公斤

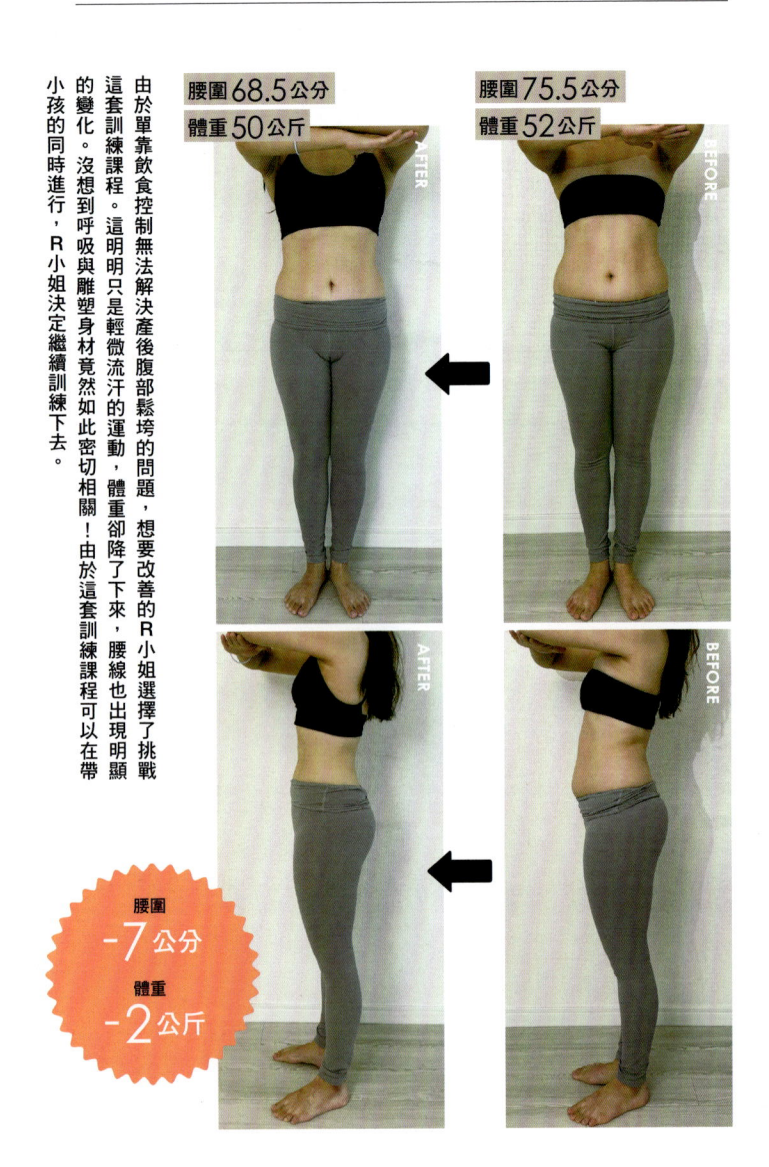

Report 03

R 小姐（30幾歲）　　　　　　　　　　　　　　　　　　身高 153公分

腰圍 68.5公分
體重 50公斤

腰圍 75.5公分
體重 52公斤

由於單靠飲食控制無法解決產後腹部鬆垮的問題，想要改善的 R 小姐選擇了挑戰這套訓練課程。這明明只是輕微流汗的運動，體重卻降了下來，腰線也出現明顯的變化。沒想到呼吸與雕塑身材竟然如此密切相關！由於這套訓練課程可以在帶小孩的同時進行，R 小姐決定繼續訓練下去。

腰圍 -7公分
體重 -2公斤

014

Report 04

A 小姐（30幾歲）　　　　　　　　　　　　　　身高 159公分

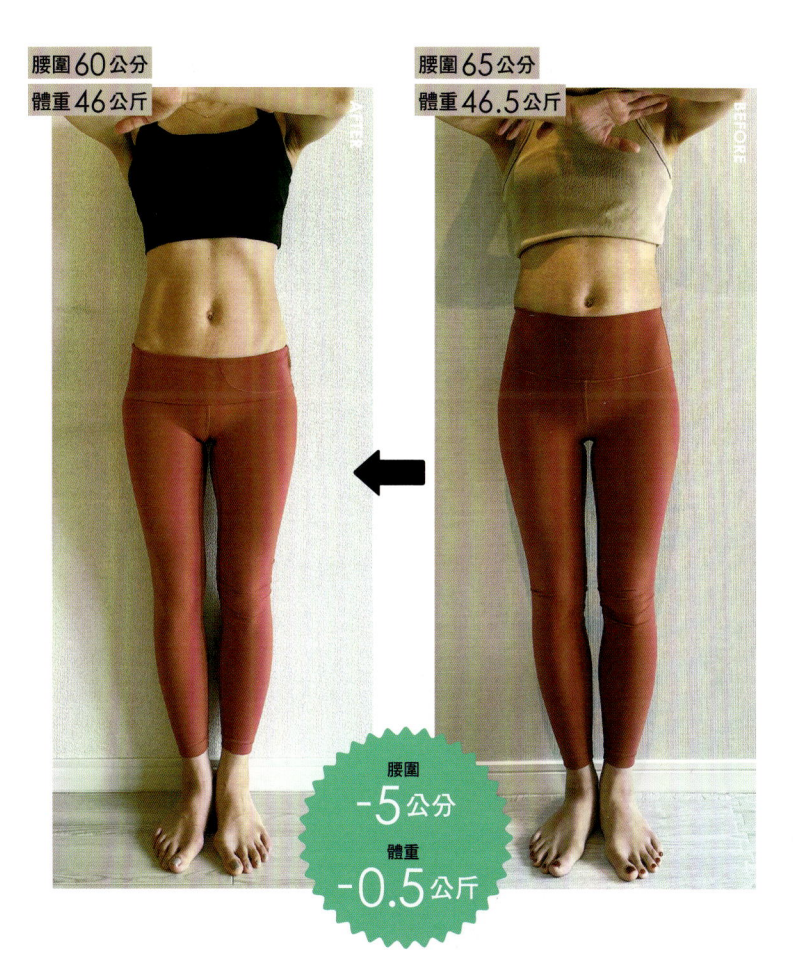

腰圍 60公分
體重 46公斤

腰圍 65公分
體重 46.5公斤

腰圍
-5公分
體重
-0.5公斤

原本就屬於纖瘦體型的A小姐，在生完第二個小孩後，總覺得腹部變得鬆垮、不再緊實。沒想到短短5天內就成功瘦腰，效果令人驚艷。她原本十分在意自己姿勢不正確的問題，沒想到這套課程竟然也幫助她改善了駝背與肩膀僵硬的困擾，讓她感到非常開心。現在的她，已經能夠自然而然地維持優雅挺拔的姿態。

\\ STUDY //

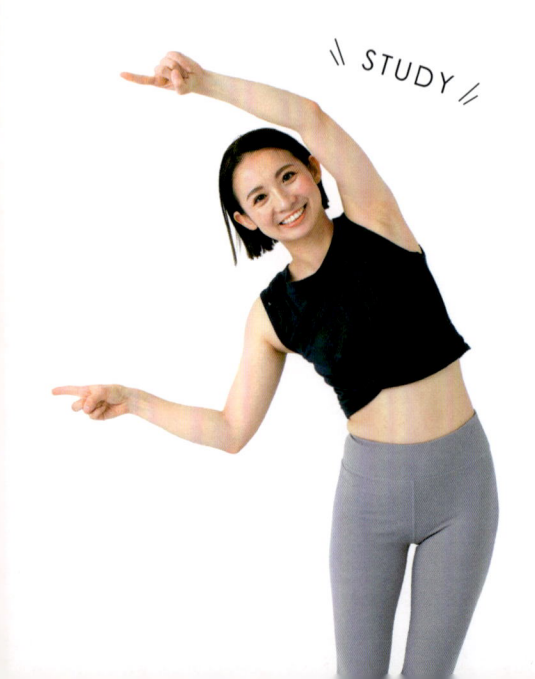

PART 1.

理想的身體
從腰線開始

或許是假胯寬？

雖然有點唐突，但請大家站到鏡子前面，確認一下自己現在的腰線。

「我的腰線很明顯！」或許有些讀者覺得自己的腰線沒有問題，但其實可能只是假象，也就是所謂的假胯寬問題⋯⋯

真胯寬與假胯寬的差異在於「**腰線的位置**」。請先將雙手扶在肋骨，然後讓雙手慢慢往下滑動，如果腰線位於最下面的肋骨，是最理想的身體曲線。如果腰線出現在骨盆附近，那就很有可能是假胯寬。

所謂的假胯寬是一種脂肪像是游泳圈一般累積在下腹部周邊的情況，會讓人誤以為自己的腰線很明顯。

你的胯寬是真的，還是假的呢？

018

符合的項目超過 3 項就是假胯寬！

- [ ] 下腹部隆起。
- [ ] 肋骨往左右兩側擴張。
- [ ] 腰線的位置偏下。
- [ ] 腰線的弧度像是雪人，而不是沙漏。
- [ ] 腰部沒有直線。

假胯寬 1

肋骨往左右張開，腰部像是水桶腰一樣，累積了許多脂肪。許多人都是這種體型。

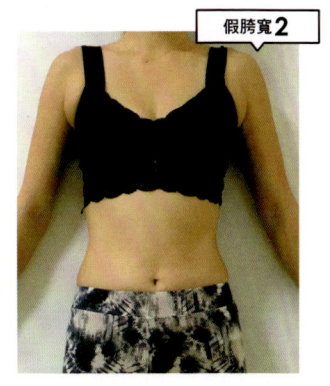

假胯寬 2

乍看之下腰線很明顯，但腰線下方的腹部其實很厚一圈，只是看起來有腰線而已！

話說回來，腰線到底是什麼？

所謂的腰線是指肋骨到骨盆之間的內縮曲線，如果肋骨與骨盆之間的間距太窄，腰線就不明顯。這個間距變窄的主要原因在於腹肌的發展不夠均衡。

腹肌是由**腹直肌、腹斜肌與腹橫肌**組成，腹直肌是位於腹部表層的淺層肌肉，是於腹部正面的肋骨貫穿至恥骨的肌肉，腹橫肌則是位於腹部深處的深層肌肉，像是束腰般環繞著腹部。

如果無法均衡地使用這些肌肉，它們會變得僵硬，失去彈性，導致肋骨與骨盆之間的間距縮短，從而使腰線消失。

020

雕塑美麗腰線的3種肌肉

(腹橫肌)

會於深呼吸的時候運動的肌肉。鍛練這塊肌肉可預防腰痛，但很難透過重訓鍛練。

(腹直肌)

是腹肌的基礎，也是被譽於「六塊肌」的部分。若能適度鍛練位於身體中心的腹直肌，就能讓身體姿勢變得穩定。

(腹斜肌)

分成腹外斜肌與腹內斜肌兩種。由於位於側腹，只要好好鍛練這個部位，就能得到漂亮的腰線。

現代生活讓人很難雕塑身體曲線？

要想雕塑美麗的腰線，就要讓肋骨與骨盆保持一定的間距，所以**重點在於維持腹肌的彈性**。

只不過，現代生活中潛藏著許多會讓腹肌失去彈性的因素，例如長時間的工作、滑手機、長期駝背等，都會使腹肌縮短，久而久之，腰肌也會變得僵硬。

如此一來，腰線就會消失，進而陷入負面循環！位於外側的腹直肌若長時間緊繃，這個部位的皮膚和脂肪也會因此變硬，從而影響我們保持「良好姿勢」。此外，位於身體深層的腹橫肌也會因為駝背而變形，進而逐漸失去功能。

最終，所有腹肌將失去彈性。尤其是現在**許多人都帶著口罩出門，使得呼吸變淺**，這也是讓腹橫肌失去力量的原因之一。

肌肉一旦變硬，血液循環就會變差，身體也就更容易累積脂肪。當我們的身體姿勢因此走樣，內臟也會被重力往下拉，導致**下腹部隆起**，腰線也就愈來愈模糊。尤其女性天生肌肉比較少，也很難長出肌肉，所以身體更容易囤積脂肪，但也因為如此，女性不管到了幾歲，都應該運動與重訓。長時間維持相同姿勢會讓肌肉衰退，這時候不僅腰線會消失，身體也會出現各種不適症狀。

要雕塑腰線，固然需要鍛練腹肌，但是毫無章法地亂練只會徒勞無功。比方說，若只是一味地鍛練最常使用的腹直肌，只會練出**像砧板一樣的水桶腰**，所以除了鍛練腹直肌之外，也要有效率地鍛練腹橫肌與腹斜肌。

肋骨突擊檢查

如果一直維持長時間辦公或是滑手機那種不良的姿勢，除了肌肉會變硬，肋骨也會下沉。一旦肋骨往內側縮，有些人的動作會因此變得遲鈍，肋骨與骨盆的間距也會短縮，腹部就沒有足夠的空間形成腰線。

反之，如果一直保持腰部後折的姿勢，或者腹部因為缺乏運動而失去力量，肋骨就會向後傾斜並向兩側張開，這樣腰圍就會變大，無法形成美麗的腰線。

也就是說，肋骨過度內縮或外張都不行！維持腹部、背部的肋骨與骨

盆之間適當的間距非常重要，因此**必須加強肋骨周圍肌肉的彈性，保持這一帶的靈活度**。

讓我們一起檢查肋骨的狀態吧。

請先準備兩枝筆，先將筆尖抵住肚臍，然後試著找出左右兩側最下方的肋骨。接著，讓筆身壓在這兩側的肋骨上，觀察兩枝筆形成的角度。

下一頁將介紹解讀這項檢查結果的方法。

理想的肋骨角度

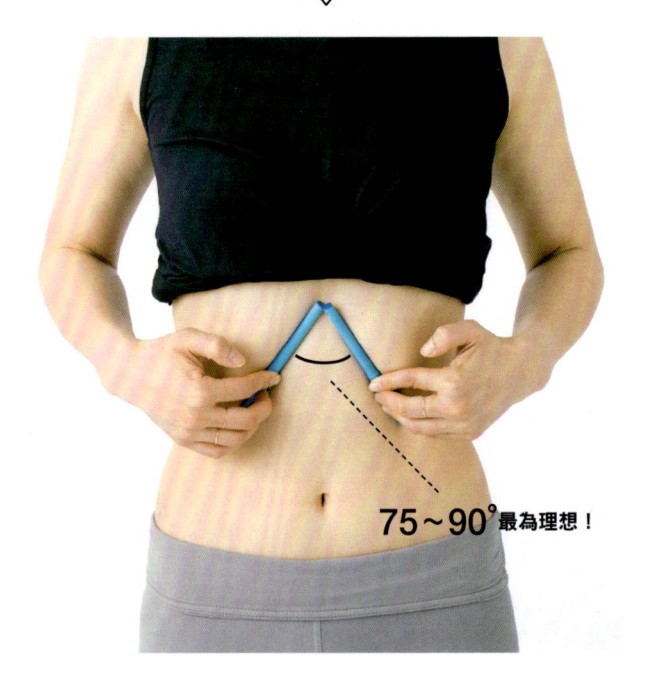

75〜90° 最為理想！

肋骨突擊檢查的結果

腰線容易出現！

假設肋骨的左右角度為75〜90°，代表肋骨沒有過度外張與內縮，是最理想的狀態。此時，位於肋骨內側的橫膈膜能夠正常運作，呼吸也會更深沉。肋骨保持柔韌，意味著腹部周圍的肌肉也很靈活。若能在這種狀態下進行腰線挑戰，就能立刻讓腰線往上移動，打造美麗的腰線。

要特別注意的肋骨角度 ✗

小於等於 75°　　　　　　　　大於等於 90°

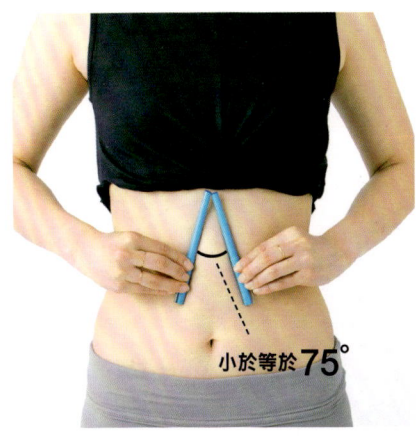

腹斜肌縮緊與僵硬　　　　**腹斜肌拉長與僵硬**

呼吸會變得更淺，小腹會變得更凸！

腰線很難出現！

左右肋骨的角度若是大於等於90°，屬於勒住肋骨的腹斜肌無法正常運作，肋骨過度外張的狀態。反之，若是小於等於75°，則屬於腹斜肌過度勒緊肋骨的狀態。不管肋骨是外張還是內縮，都會讓我們無法正常呼吸，肌肉也不夠協調，腰線也很難出現。不過現在還來得及！只要進行腰線挑戰，身體就會產生明顯的變化，並擁有理想的肋骨角度。

骨盆歪斜也是導致腰線消失的原因之一

前面已經向大家說明過，肋骨對於腰線的影響有多麼重大，而骨盆對腰線也有一定影響。因為當骨盆前傾（腰部後折）或後傾（駝背）時，肋骨與骨盆在腹部與背部的間距就會失去平衡。

長時間辦公或滑手機時的前傾姿勢，以及長時間站立或維持相同姿勢，都可能導致骨盆歪斜。骨盆歪斜會使肋骨跟著偏移，進而改變肋骨與骨盆在腹部與背部的間距，使我們無法打造360度零死角的美麗腰線。

肋骨與骨盆歪斜的不良姿勢

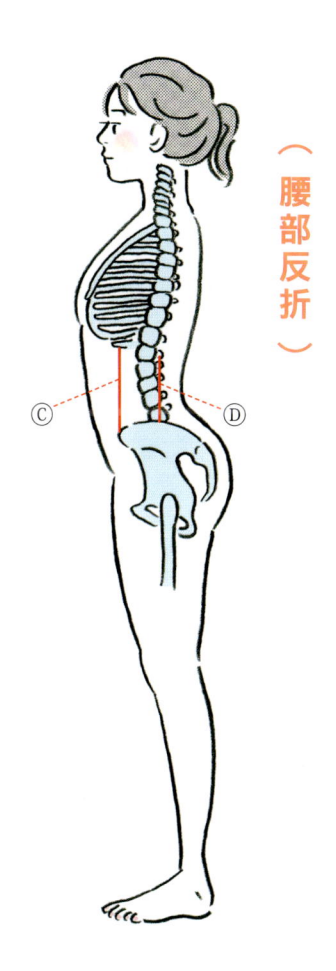

（腰部反折）

（駝背）

腰部反折時，肋骨會往上翻，骨盆會往前傾斜，所以肋骨與骨盆在腹部的間距會拉開（Ⓒ），但是在背部的間距會縮短（Ⓓ）。

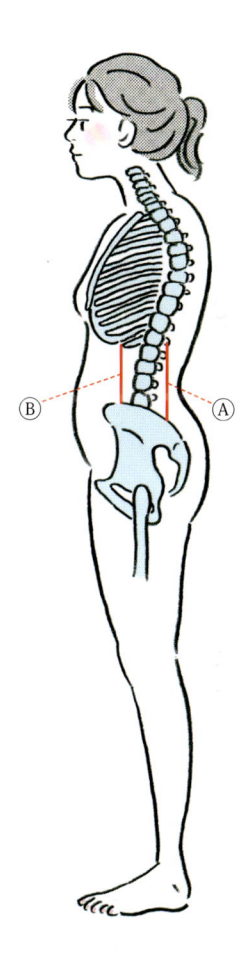

駝背時，肋骨會往下翻，骨盆則會向後傾斜，因此肋骨與骨盆在腹部的間距會變窄（Ⓐ），而在背部的間距則會拉開（Ⓑ）。

肋骨與骨盆維持中立位置

想必大家在讀完整體內容後，都已經了解肋骨與骨盆的歪斜對雕塑美麗腰線有多大的影響。如果對這類歪斜置之不理，血液循環會變差，新陳代謝的速率也會下降，最終可能導致易胖體質。若想避免這種情況發生，就要讓 肋骨與骨盆回到原本的位置 。如果能夠提升肌肉的柔軟度，讓腹肌發揮最大效果，就能拉開肋骨與骨盆的間距。

腰線挑戰正是利用這個原理，在5天內透過「放鬆＋伸展＋鍛鍊」的循環，讓肌肉徹底運作，並同時讓腹部變得更加緊緻，腰線更加明顯。

› DAY 1　放鬆

放鬆因不良生活習慣與姿勢而變得僵硬的肌肉。要想讓肋骨與骨盆不再歪斜，除了鍛鍊腹部，也要鍛鍊另一側的背部。之所以要鍛鍊腹部，是因為腹直肌與腹斜肌容易沾黏、變硬；只要讓這兩塊肌肉分離，肌肉就能夠變得靈活。

此外，臀部也是容易變得僵硬的部位。很難鬆開的背部與臀部可利用網球放鬆。臀部的肌肉若是太過僵硬，骨盆就會往後傾倒，也就很難雕塑腰線，所以也要讓臀部的肌肉徹底放鬆。

› DAY 2　伸展

要讓放鬆後的肌肉變得更靈活，就要伸展肌肉，增加可動範圍。通過伸展操讓腹部與背部緊實，就能拉開肋骨與骨盆的間距，預留腰線的空間。透過伸展操放鬆臀部肌肉後，可以有效矯正骨盆的歪斜。

> DAY 3　呼吸

經過前兩天的放鬆與伸展後，肌肉已經變得比較靈活，所以接下來要鍛鍊深層肌肉。顧名思義，深層肌肉位於身體深處，是不容易鍛鍊的肌肉，因此要透過呼吸訓練由內而外來鍛鍊。

呼吸訓練透過兩種呼吸法進行。第一種是 腹式呼吸 。不斷地「在用力吸氣時，讓肚子膨脹，用力吐氣時，讓肚子內縮」，可有效運用腹橫肌，讓骨盆回到正常的位置，還能讓肚子變得平坦。第二種是 胸式呼吸 。不斷地讓「肋骨往左右張開，並往內側收縮」，肋骨就能回到正常的位置，肋骨附近的肌肉也會變得柔軟。

> DAY 4　淺層肌肉訓練

第4天要正式雕塑腰線。此時需要的是鍛鍊最能雕塑腰線的腹斜肌（腰線肌），以及讓我們維持良好姿勢的背肌。

032

由於腹斜肌位於肋骨到骨盆之間，且方向呈斜向排列，若順著肌肉的方向進行扭轉並給予刺激，腰線就會變得更清晰。如果只鍛鍊腹部，便容易導致駝背，因此也需要加強背肌，讓腰線更快浮現，才能擁有 **360度零死角的美麗曲線**。

〉DAY 5 集大成

腰線挑戰的最後一天是訓練的集大成，要透過 **伸展＋呼吸＋訓練的姿勢** 來讓身體的肌肉變得緊實。

讓肋骨與骨盆回到中立位置，並往上拉抬腹部，藉此讓腰線浮現。只要讓身體記住這個形狀，就比較容易 **維持美麗的腰線**。

雕塑腰線的魔法呼吸

要維持美麗的腰線,就要鍛鍊深層肌肉。雖然深層肌肉藏在體內深處,但「魔法呼吸」卻能有效鍛鍊這些肌肉。

所謂的魔法呼吸就是腹式呼吸,也就是讓肚子膨脹與緊縮的呼吸方式。

大多數人並未注意到自己習慣的是胸式呼吸,因此很少人能夠自然地進行腹式呼吸。然而,透過實踐腹式呼吸,能讓深層肌肉活動起來,同時讓 **腹部明顯變得緊實**,還能大量吸入新鮮空氣,促進 **血液循環與新陳代謝**。讓我們盡可能在日常生活中採用腹式呼吸吧。

此外，魔法呼吸能活化副交感神經，讓身心放鬆，還能在不安或緊張時幫助控制情緒。

副交感神經的活躍有助於提升睡眠品質，因此建議在**睡前進行魔法呼吸**練習。

不習慣腹式呼吸的讀者可以躺著練習。當上半身放鬆時，應該比較容易深呼吸。將雙手放在肚子上，也能幫助掌握肚子膨脹與收縮的技巧。長期練習後，就能在站立時進行腹式呼吸。DAY3的STEP1、STEP2也會用到這種呼吸法，所以請務必熟練這項技巧喔。

魔法呼吸法

STEP. 1
從鼻子吸氣，讓肚子膨脹

站直後，讓雙手扶在腰部，再吐完所有的氣。挺直背部後，從鼻子緩緩吸氣，直到下腹部像氣球鼓起來為止。

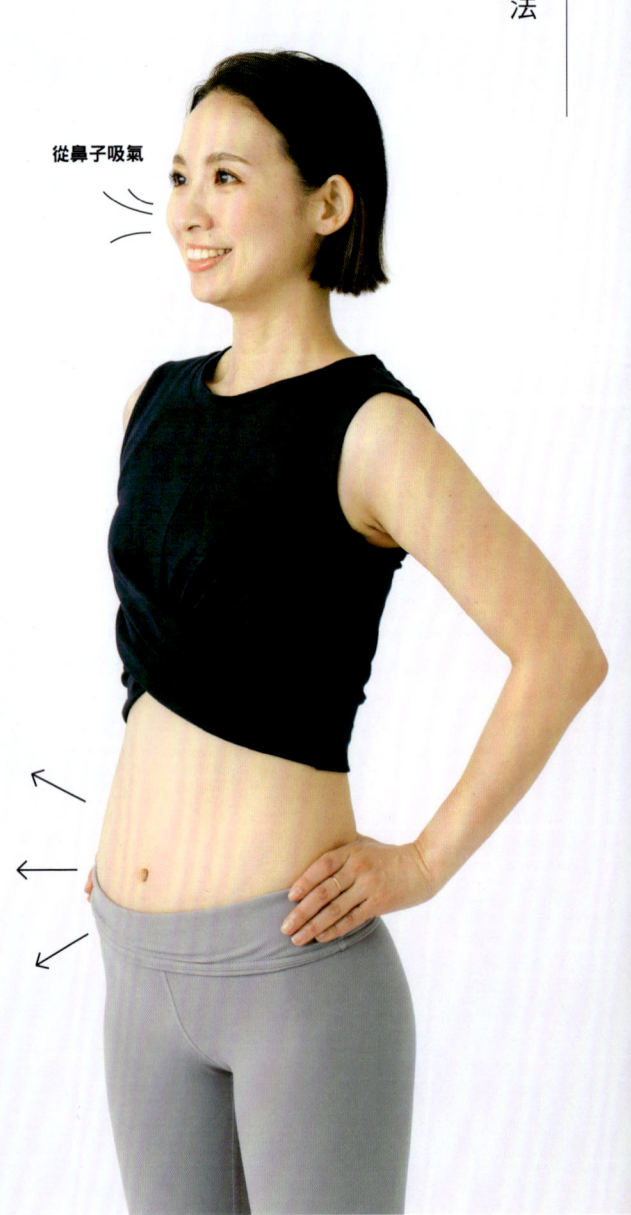

從鼻子吸氣

吐氣

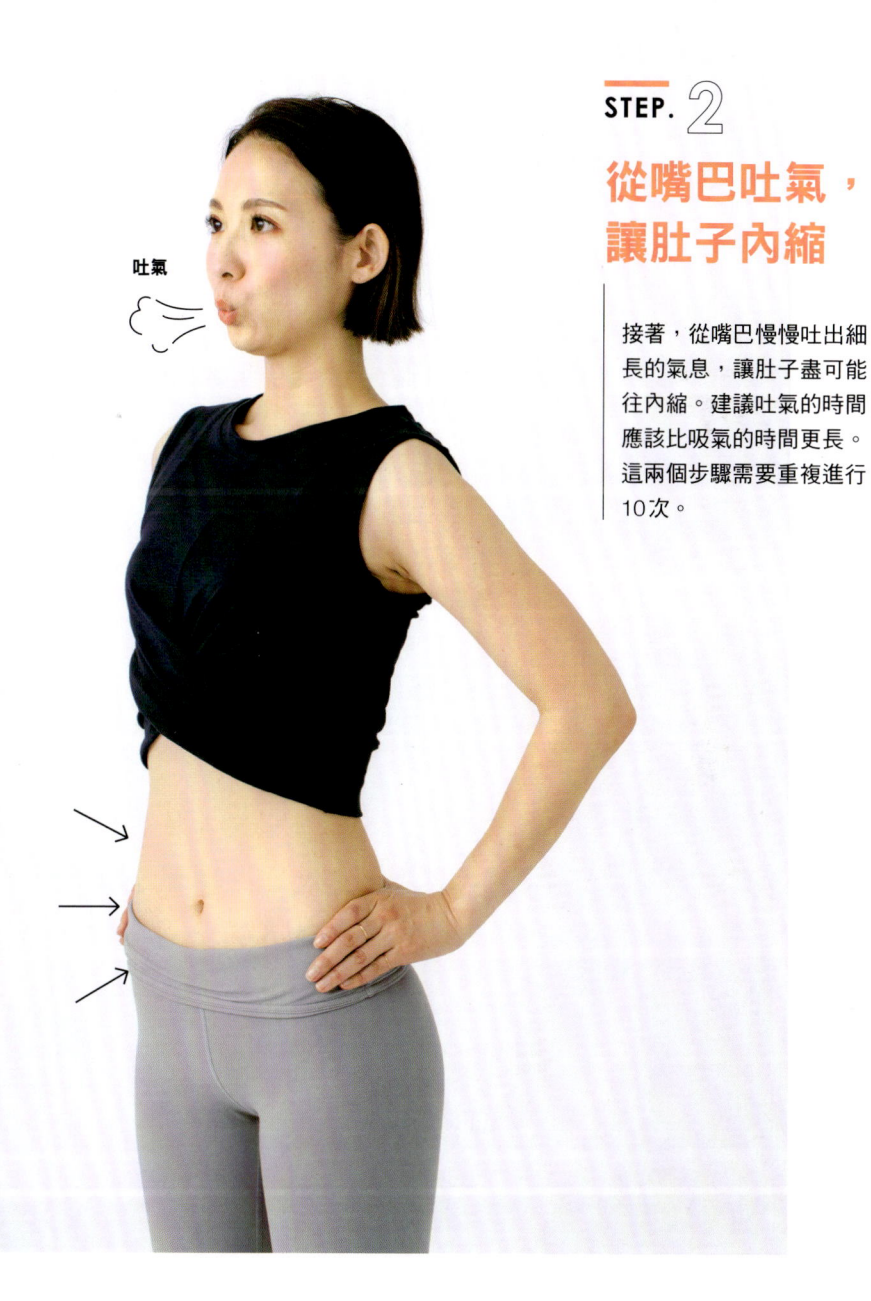

STEP. 2
從嘴巴吐氣，讓肚子內縮

接著，從嘴巴慢慢吐出細長的氣息，讓肚子盡可能往內縮。建議吐氣的時間應該比吸氣的時間更長。這兩個步驟需要重複進行10次。

腰線挑戰規則

> RULE 1 飲食均衡

雖然不需嚴格控制飲食，但盡可能保持飲食均衡。腰線挑戰雖能幫助我們打造脂肪容易燃燒的體質，但很難在5天內讓囤積已久的脂肪完全消失。所以，要想創造加乘效果，快速燃燒熱量，就必須**積極攝取蛋白質、礦物質與維生素**。記得問問自己，消耗的卡路里是否多於攝取的卡路里，並切記不要暴飲暴食！

> RULE 2 早、中、晚，隨時都可操作

大家可依照自己的生活節奏，決定何時進行腰線挑戰。每天在同一時間

038

RULE 3 拍下BEFORE與AFTER的照片

若要提升鬥志，最好能在開始腰線挑戰之前立下目標。在社群網站公佈自己即將進行腰線挑戰，也是激勵自己的一種好方法！每天測量並記錄腰圍、體重，這樣就比較容易維持鬥志。此外，也建議拍攝BEFORE與AFTER的照片。

請大家將每天的紀錄與BEFORE、AFTER照片上傳到社群網站時，加上「廣田式腰線挑戰」這個標籤。與夥伴們一起挑戰，會更容易達成目標喔！

總之，最重要的是持之以恆。持續練習就能在短短5天內雕塑腰線，所以讓我們每天練習吧！只要持續5天，應該就能看到變化！

進行也可以。由於腰線挑戰不會流很多汗，所以可以在有空時或睡前放鬆時進行。

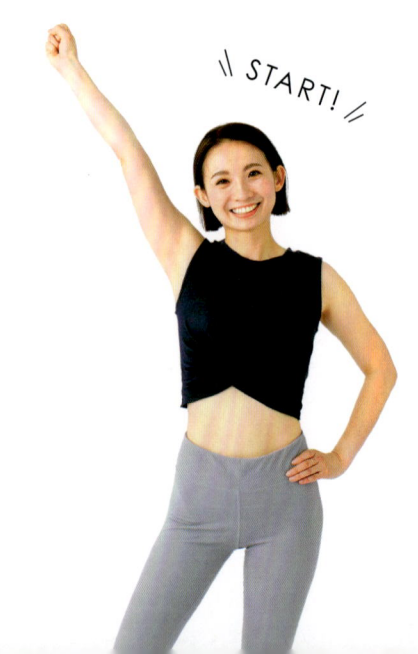

START!

PART 2.

一天只需要5分鐘
改變自己的5天

腰線挑戰 START！

話不多說，讓我們立刻開始腰線挑戰吧！第1天只有第1天的課程，而第2天則包含第1天與第2天的課程，以此類推，第5天包含所有的課程。像這樣逐漸增加課程是腰線挑戰成功的關鍵。

每天的課程都是很簡單的動作，只要做一次就會學會。讓我們掌握重點，一個動作一個動作慢慢做吧。穿著能看到腰線的服裝最為理想。需要準備的道具只有「放鬆」所需的網球。大家可以去百元商店買，也可以找其他球狀物代替。至於需要趴在地板的課程，建議準備瑜珈墊、毛毯或浴巾墊在地上，這樣比較不會對身體造成負擔。

之後只需要樂在其中，讓我們鼓起鬥志，戰鬥吧！

DAY 1

| DAY 1 |
| DAY 2 |
| DAY 3 |
| DAY 4 |
| DAY 5 |

放鬆 讓肌肉變得更柔軟！
P 44 - 49

伸展
P 52 - 57

呼吸
P 60 - 61

淺層肌肉訓練
P 64 - 67

集大成
P 70 - 71

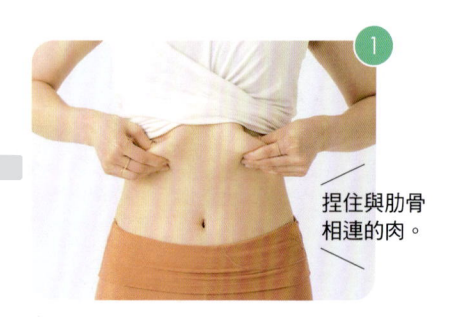

KUBIRE CHALLENGE

DAY 1

放鬆

TIME 1分鐘

敬禮捏肚術

讓腹部瞬間放鬆

捏住與肋骨相連的肉。

STEP. 1

一邊讓身體前傾，一邊捏住肉

用雙手捏住①的部位，然後像鞠躬一樣，讓身體往前傾。此時可以想像內側的僵硬肌肉在放鬆，同時捏住肋骨之間的肉。

透過影片學習動作

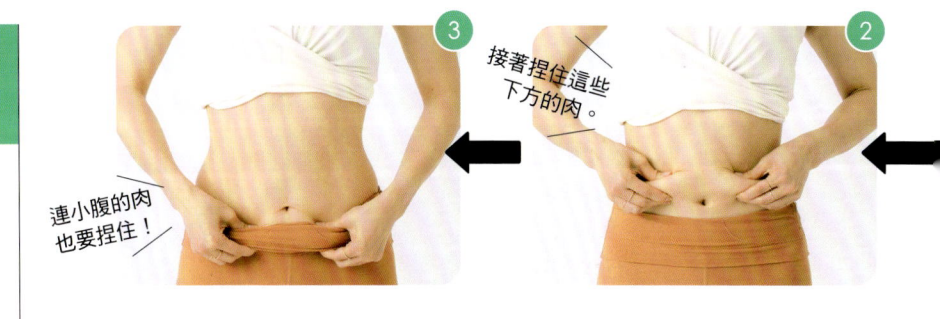

連小腹的肉也要捏住！

接著捏住這些下方的肉。

依序放鬆❶～❸部位的肉！

STEP. 2
挺直身體，搖晃（放鬆）肉

一邊捏住肉，一邊挺直身體，再上下微幅晃動肉約10次。可讓視線望向斜上方。STEP 1與STEP 2要做兩組，②與③的部分也要以相同的方式放鬆。

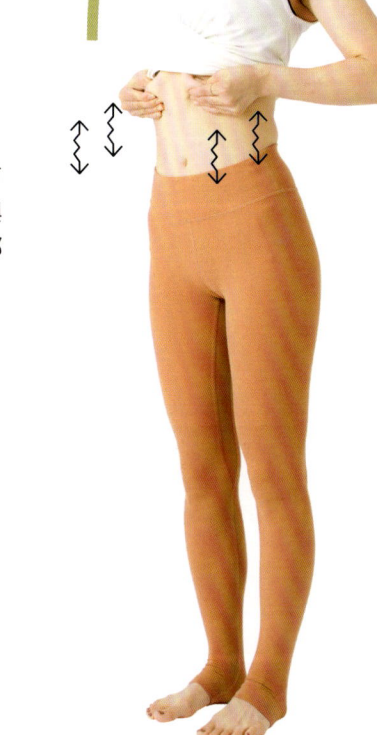

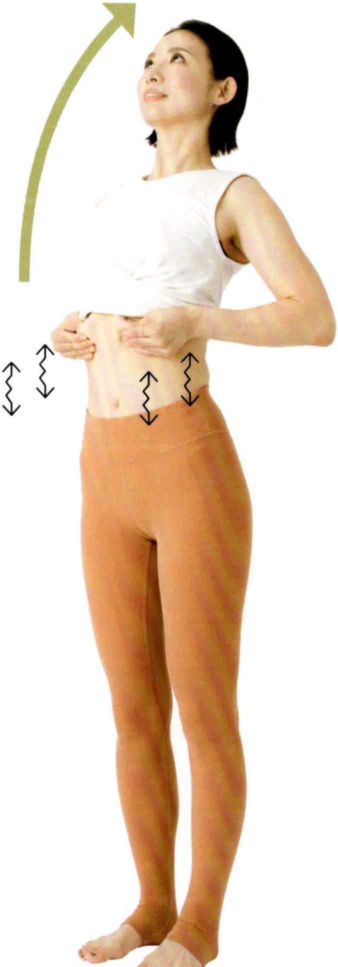

光是這樣就能讓腹部不再僵硬喔！

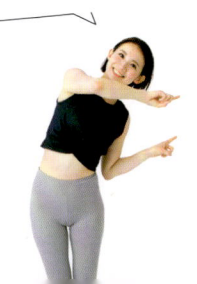

045

STEP. 1

先確認網球是否抵在正確的位置

先仰躺,將網球放在腰線上方,距離脊椎兩指寬的位置。此時可以將雙手枕在頭底下,收緊下巴,並讓臀部懸空。接著,讓身體一邊垂直移動,一邊滾動網球,持續30秒。

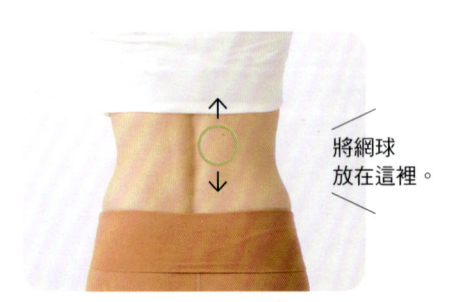

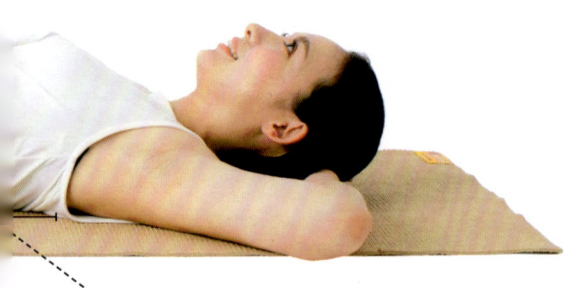

將網球放在這裡。

這裡沒有碰到網球。

KUBIRE CHALLENGE

DAY 1

放鬆

TIME 2分鐘

讓緊繃的背部解放！
滾來滾去大作戰

透過影片學習動作

046

STEP. 2

調整網球的位置，
讓所有肌肉放鬆

接著，將網球向下移動兩顆網球的距離，再滾動30秒，讓肋骨與骨盆之間的肌肉徹底放鬆。另一側也需要按照STEP 1和STEP 2進行放鬆。

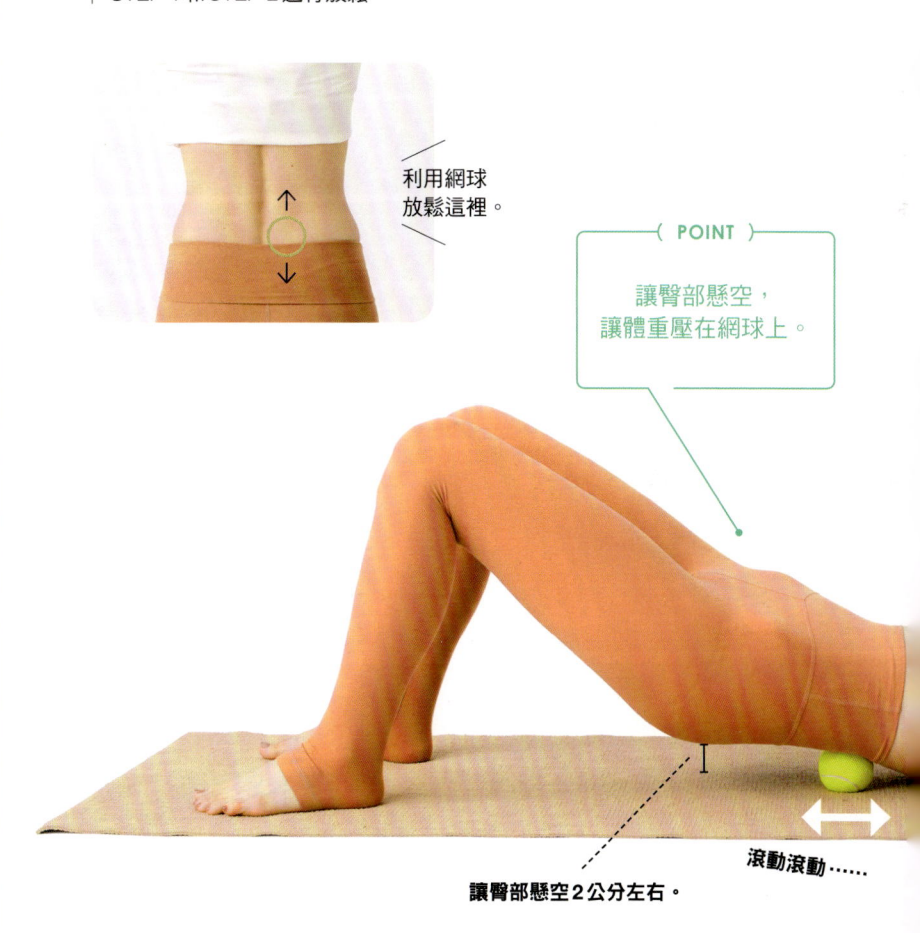

利用網球放鬆這裡。

(POINT)

讓臀部懸空，
讓體重壓在網球上。

讓臀部懸空2公分左右。

滾動滾動……

STEP. 1

利用自身體重
刺激臀部的肌肉

先坐下來,雙手支撐在身體後方。接著抬起雙腳往傾斜的方向倒下,讓體重集中在臀部最厚的部位。用雙手撐住身體的同時,讓臀部前後移動1分鐘。另一側也按照相同的方式進行訓練。

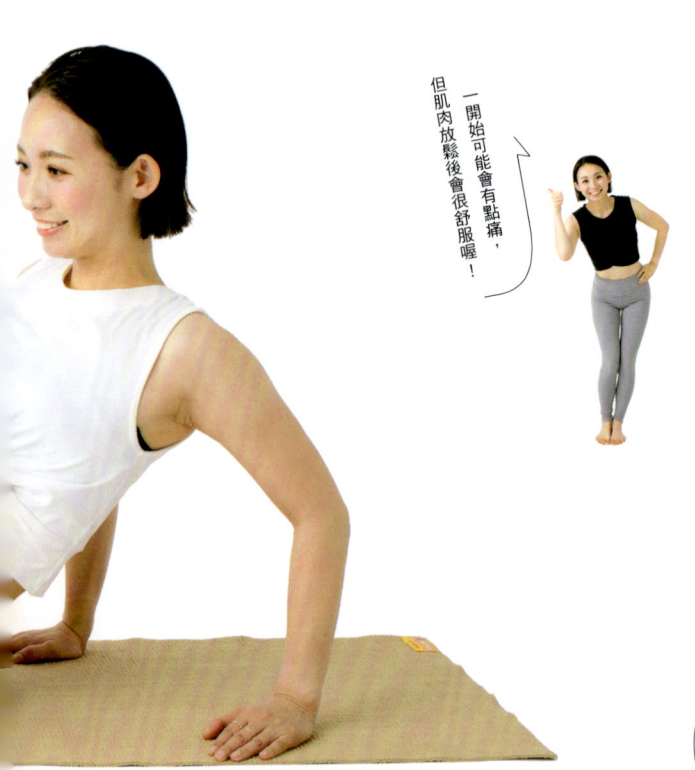

一開始可能會有點痛,但肌肉放鬆後會很舒服喔!

KUBIRE CHALLENGE

DAY 1

放鬆

TIME
2分鐘

跟鬆垮的臀部說再見
雕塑臀型訓練

透過影片學習動作

進階篇

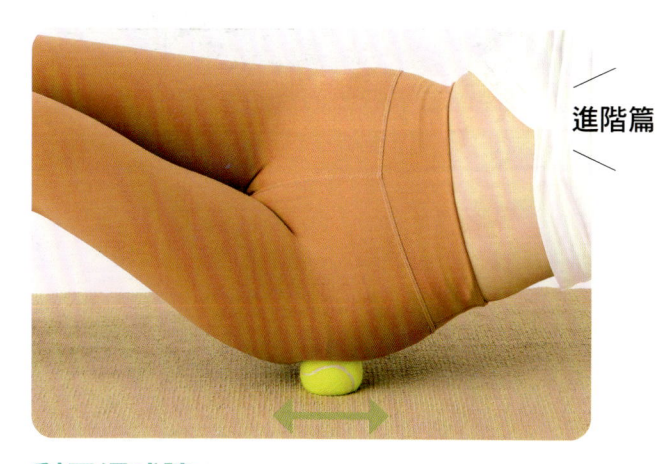

利用網球讓
臀部肌肉更放鬆

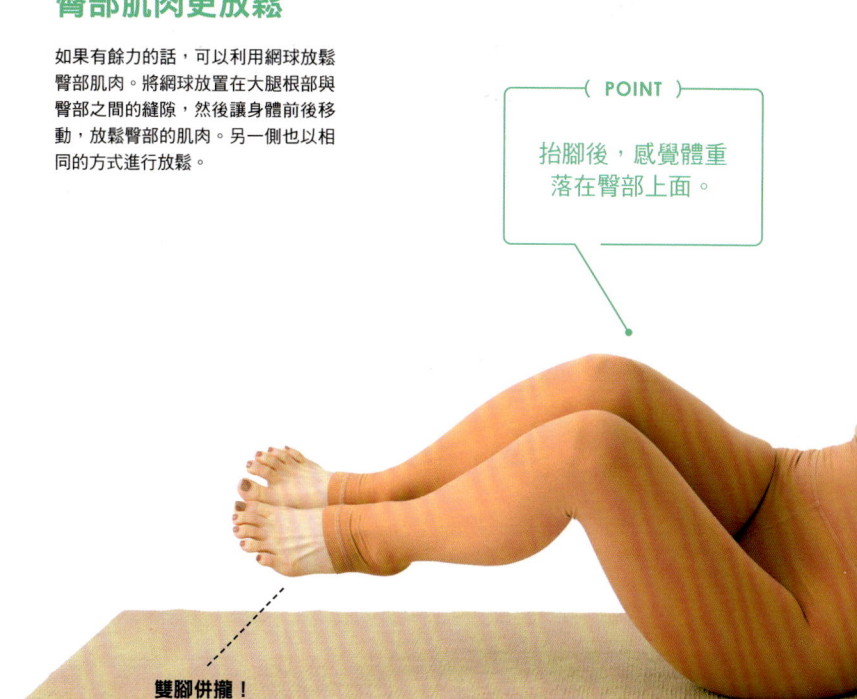

如果有餘力的話，可以利用網球放鬆臀部肌肉。將網球放置在大腿根部與臀部之間的縫隙，然後讓身體前後移動，放鬆臀部的肌肉。另一側也以相同的方式進行放鬆。

(POINT)

抬腳後，感覺體重落在臀部上面。

雙腳併攏！

練習完第1天的課程後，大家覺得如何呢？我想有些人會想：「這樣真的能雕塑腰線嗎？」「這麼簡單，好像能繼續做下去！」

這次的腰線挑戰以傳統瑜珈為基礎，再搭配解剖學知識所設計的5天課程，其中有許多我原創的「美肌瑜珈」特色。這套美肌瑜珈能夠透過「放鬆＋伸展＋鍛練」三個步驟，來有效率地雕塑身材。

或許有些人會覺得「瑜珈的姿勢很難」，認為瑜珈是一項門檻很高的訓練，但是**不需要做瑜珈的姿勢，也能達到瑜珈的效果**，這正是美肌瑜珈的最大優點。美肌瑜珈不包含任何需要平衡感的動作，對身體的負擔也很小，因此每個年齡層的人都能輕鬆完成。

由於美肌瑜珈以放鬆、伸展為主，大家可以開心地練習，並且結束後感覺身體變得輕鬆舒適。放鬆肌肉有助於**促進血液循環，消除水腫，緩解肩膀僵硬與腰痛**。

在練習時，搭配「魔法呼吸」（→P34），可以加速代謝，讓自己更快瘦下來，儀態也會變得更加美麗。不論是瑜珈初學者，還是已經練習過瑜珈的讀者，都能一邊愉快地練習，一邊親身體會身體的變化！

COLUMN — 01

其實這就是美肌瑜珈！

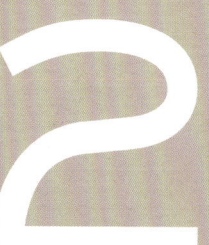

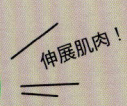

DAY 1

DAY 2

DAY 3

DAY 4

DAY 5

DAY 2

放鬆
P 44 - 49

＋

伸展 — 伸展肌肉！
P 52 - 57

呼吸
P 60 - 61

淺層肌肉訓練
P 64 - 67

集大成
P 70 - 71

051

(POINT)

想像用雙手把全身往上拉。

KUBIRE CHALLENGE

DAY 2

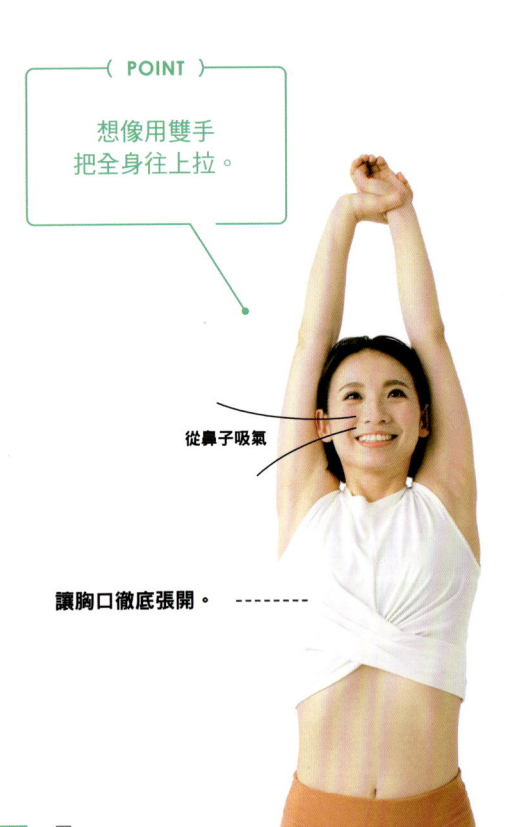

伸展

TIME 1分鐘

讓肚子變小 不斷伸展的萬歲姿勢

從鼻子吸氣

讓胸口徹底張開。

STEP. 1

雙手往上伸展

先站直，雙腳與肩同寬。一邊吸氣，一邊將雙手向上抬起，然後用一隻手抓住另一隻手的手腕，想像自己正在用力拉伸腹部僵硬的肌肉。

透過影片學習動作

(POINT)

盡可能往斜後方伸展，但不要拉到腰部感到疼痛的地步。

往斜後方

吐氣

伸展這裡。

臀部縮緊。

STEP.2

讓上半身往斜後方反折

一邊吐氣，一邊讓上半身向斜後方延展，並維持這個姿勢5秒，感受側腹肌肉被拉開的舒適感。另一側也要以相同的方式伸展。STEP 1與STEP 2需重複3次。

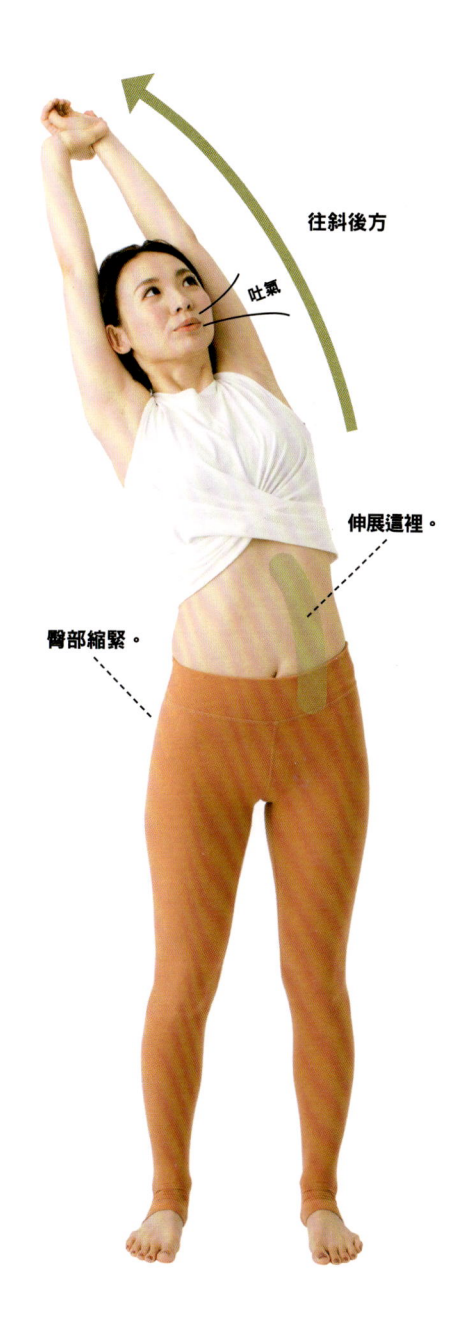

(POINT)

雙腳與肩同寬，
姿勢才能更穩定。

DAY 2

伸展

TIME
2分鐘

一招讓背部完全伸展
空氣潛水體操

KUBIRE
CHALLENGE

吸氣

吐氣

STEP. 1

雙手往
正上方伸展，
再向側邊傾倒

先站直身體，雙腳與肩同寬，一邊吸氣，一邊將雙手舉過頭頂，然後用一隻手抓住另一隻手的手腕。接著，隨著吐氣，將上半身向側邊傾倒。這個動作可以幫助伸展手臂到側腹的肌肉。

透過影片學習動作

STEP. 2
上半身向斜前方傾倒

在倒向側邊的狀態下，將上半身再向斜前方傾倒，維持這個姿勢5秒，同時感受脊椎外側直線肌肉的舒展。輕微地上下晃動手臂，可以幫助背肌更容易伸展。另一側也要以相同方式進行伸展。STEP 1與STEP 2重複3次。

(POINT)
像是要
跳進游泳池一樣，
讓手臂往遠處伸展。

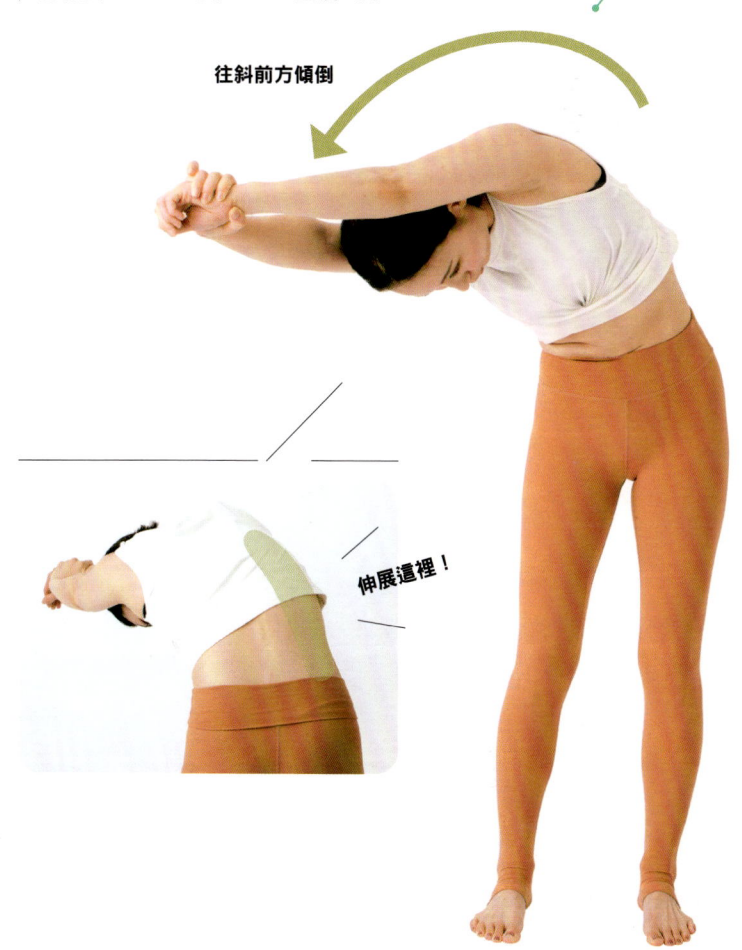

往斜前方傾倒

伸展這裡！

STEP. 1

將腳踝靠在膝蓋上並拉直背肌

先坐下來,雙手支撐在身體後方。接著,將一隻腳的腳踝放在另一隻腳的膝蓋上,讓臀部肌肉伸展 1 分鐘。如果感覺臀部肌肉伸展不夠,可以將雙腳和雙手的位置稍微向身體靠近。另一側的腿也要以相同方式進行訓練。

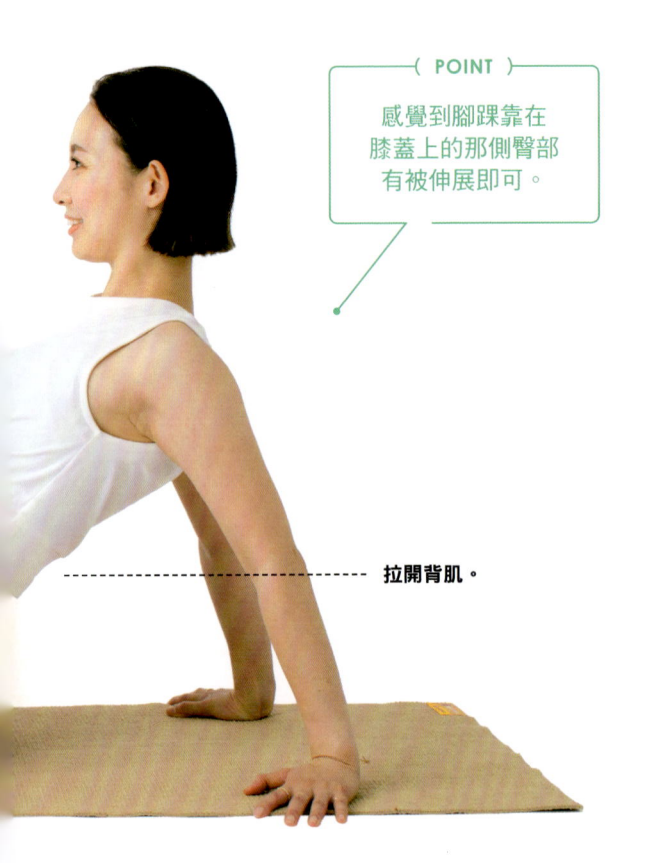

(POINT)
感覺到腳踝靠在膝蓋上的那側臀部有被伸展即可。

拉開背肌。

KUBIRE CHALLENGE

DAY 2

伸展

TIME 2 分鐘

塑臀效果卓越
單腳鎖定伸展

透過影片學習動作

056

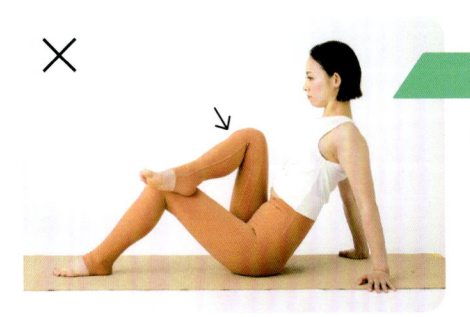

NG!
腳踝靠在膝蓋上時，該側膝蓋不自覺地往上抬起。

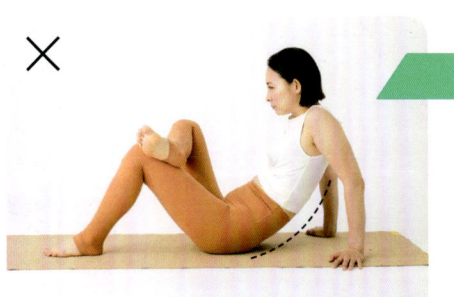

NG!
背部呈現不自然的彎曲。

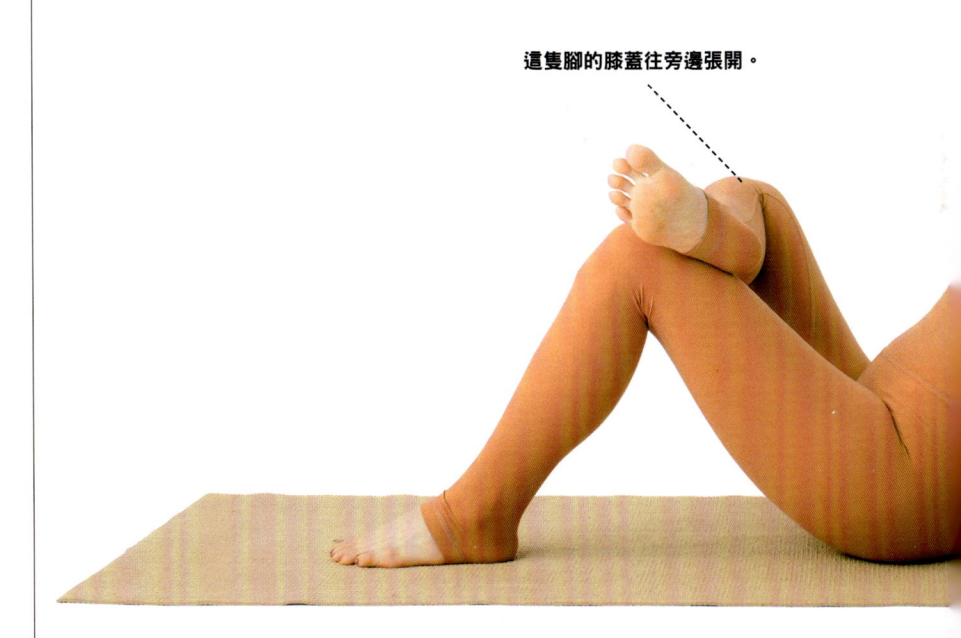

這隻腳的膝蓋往旁邊張開。

還在念書的時候,我的體重比現在重了15公斤。當時我住在老家,過著相當懶散的生活,什麼也不用做就有飯吃,還能隨時拿零食來吃。對於一個愛吃的小孩子來說,老家真的是天堂!雖然現在還是會大吃特吃,但那時候的我真的很愛吃零食(笑)。

戒掉吃太快與下午茶的習慣!

COLUMN —— 02

每次回到家,我就直奔放零食的櫃子,把各種零食各拿一個,然後坐在懶骨頭椅上,一邊耍廢,一邊吃零食。那就是我當時的日常。

不過,某天我站上體重計,看到了一個從來沒看過的數字,當下我真的嚇到,心裡告訴自己「不能再這樣下去了!」於是決定戒掉零食。

若問我是怎麼想戒掉零食的,答案很簡單,就是每次想吃零食前,我會問自己「我真的很想吃這個嗎?」理論上,如果肚子餓了,就應該吃正餐,但零食通常是「不一定非吃不可的食物」,當我這樣提醒自己後,吃零食的量就減少了。其實那時候我應該養成了肚子不餓也想吃東西的壞習慣。

常言道「下午茶可以墊墊肚子」,但我建議大家戒掉這個彷彿例行公事的壞習慣,也要提醒自己「三餐不要吃太多,滿足口腹之慾即可」。此外,我們一不小心就會吃得太快,所以要時時提醒自己,細細品味每一口食物的美味。

DAY 3

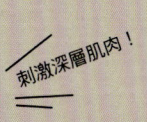

- 放鬆 P44-49
- ＋
- 伸展 P52-57
- ＋
- 呼吸 P60-61　刺激深層肌肉！
- 淺層肌肉訓練 P64-67
- 集大成 P70-71

KUBIRE CHALLENGE

DAY 3

呼吸

TIME 4分鐘

讓肚子愈變愈小 肚子扁平呼吸法

STEP. 1
吸氣

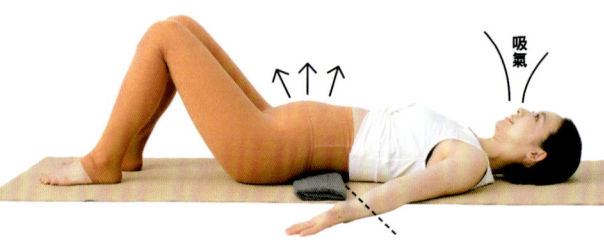

毛巾不要跑到腰部下方喔！

用鼻子吸氣，讓肚子鼓起來

先躺下來，立起膝蓋，再將折好的毛巾墊在薦骨（尾椎骨的上面）的下方。雙手放在身體兩側後，從鼻子緩緩吸氣4秒，讓小腹像是氣球鼓起來。

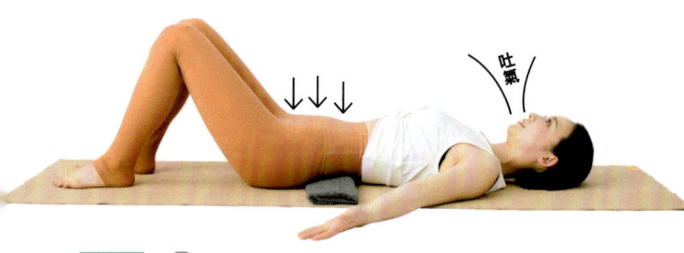

STEP. 2
吐氣

從嘴巴吐氣，讓肚子消氣

一邊從嘴巴吐氣6秒，讓肚子慢慢消氣，直到變得扁平為止。如果沒辦法讓肚子鼓起來或消氣，可試著將雙方放在小腹的位置。STEP1～2需要重覆10次。

(POINT)
躺著練習，上半身就能放鬆，不會不小心出力。

透過影片學習動作

060

(POINT)

雙手扶住肋骨，比較容易感受到肋骨的張開與閉合。

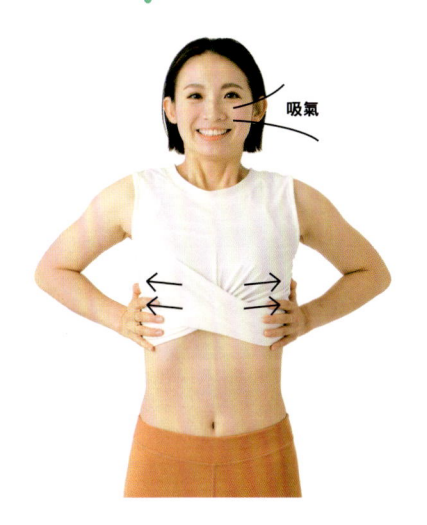

吸氣

STEP. 3
雙手扶著肋骨，從鼻子吸氣

站直後，縮下巴，再用雙手扶著肋骨。一邊從鼻子吸氣4秒，一邊將空氣吸入肺部，盡量讓肋骨往左右張開。

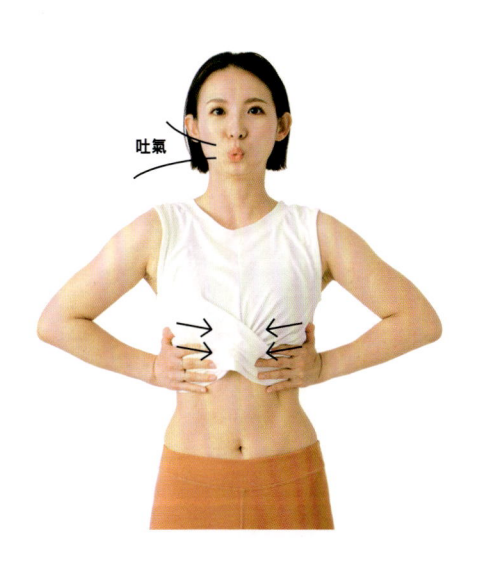

吐氣

STEP. 4
從嘴巴吐氣，同時用雙手將肋骨往內擠壓

一邊從嘴巴緩緩吐氣，一邊在8秒內，像是讓左右手的手指碰在一起的感覺，將雙手放在肋骨處，輕輕向內擠壓。這時可以讓腹部用力，但要注意保持背部挺直，避免駝背。STEP 3～4需要重複進行10次。

在瑜珈的準則中，有一項叫做「Shaucha」的準則。所謂的「Shaucha」，就是<mark>清潔、淨化的意思，要求修行瑜珈的人保持身心潔淨</mark>。如果生活環境髒亂，身心也會因此變得紊亂。我總是將這個準則記在心中，並且透過某些方式來紓解壓力。那件事當然就是大掃除！或許大家覺得接下來說的很理所當然，但保持生活環境整潔，自然而然就會激發活動身體的動力。反之，若房間髒亂，不僅會讓人感到有壓力，也會不太想動。

就算不是打掃，也請大家找到屬於自己的方式，讓身心保持整潔，這樣就能無遺憾地樂觀向前。

找出適合自己的壓力紓解法，維持動力！

COLUMN —— 03

這次介紹的腰線挑戰也能幫助紓解壓力。在進行腰線挑戰時，我們一邊深呼吸，一邊進行適度的運動，這些動作不僅能釋放壓力，<mark>還能調節自律神經，讓心情保持平靜</mark>，身心也會變得更加輕盈，進而強化自我認同，並湧現出自信。一旦變得有自信，做任何事都會更加正面。當內心穩定後，對事物的看法會更加深入，世界也會顯得更為開闊。

如果這套腰線挑戰能幫助大家創造身心的良性循環，並讓大家活出自我，那將是作者無上的榮幸。

062

DAY 4

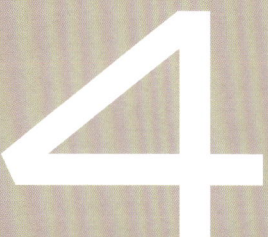

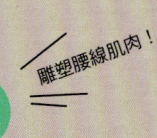

DAY 1
DAY 2
DAY 3
DAY 4
DAY 5

放鬆
P44-49

+

伸展
P52-57

+

呼吸
P60-61

+

淺層肌肉訓練
P64-67

雕塑腰線肌肉！

集大成
P70-71

DAY 4

淺層肌肉訓練

TIME ⏱ 4分鐘

貓式扭轉動作

腰線慢慢浮現

KUBIRE CHALLENGE

STEP. 1

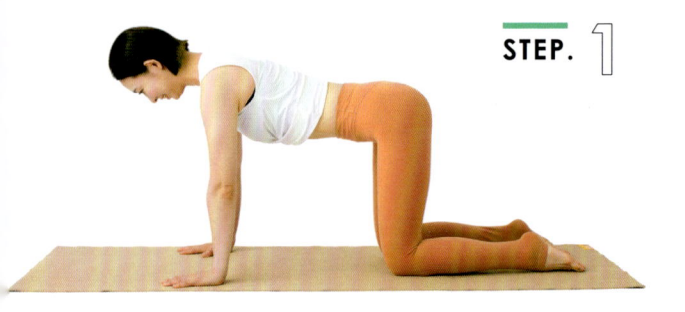

讓雙手的手掌與膝蓋貼地

讓雙手的手掌與雙腳膝蓋貼地，像圖示一樣撐起身體。讓肚子與地板保持平行，同時讓手掌位於肩關節正下方，雙腳彎曲，膝蓋與髖關節維持90°的狀態。吸氣，視線落在地板上。

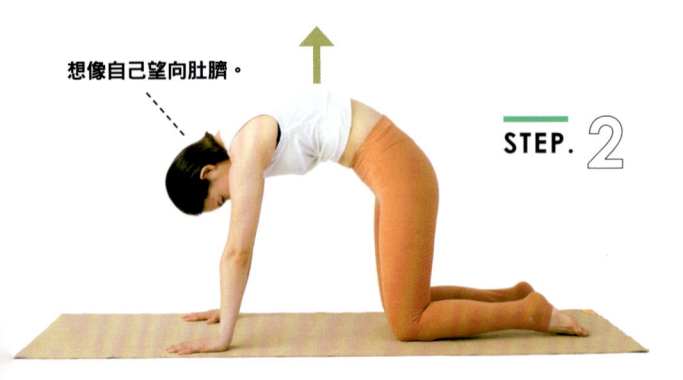

STEP. 2

想像自己望向肚臍。

讓背部往上拱

一邊吐氣，一邊用雙手用力推向地板，讓背部拱起，接著讓頭部下垂，視線望向肚臍，同時收縮腹部。維持這個姿勢5秒。

透過影片學習動作

STEP.3

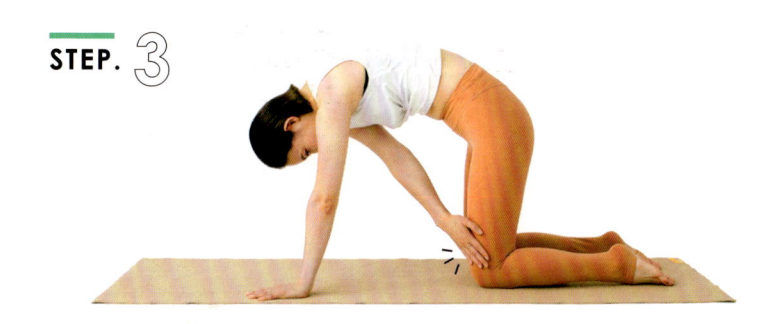

用手掌碰觸大腿外側

在背部拱起的狀態下,讓一邊的手掌離開地板,碰觸另一側的大腿外側。

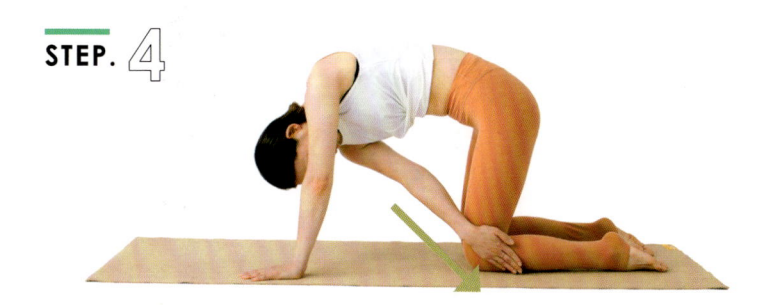

STEP.4

讓手掌往脛骨延伸

一邊吐氣,一邊讓手掌順著大腿滑動,往脛骨的方向延伸。想像肋骨與鼠蹊部的距離拉近,同時維持這個姿勢5秒。另一側也以相同的方式訓練。STEP 1～4需要做8組。

KUBIRE CHALLENGE

當背部的肌肉變得紮實，腰線會迅速顯現。

DAY 4

淺層肌肉訓練

TIME 1分鐘

手腳用力打直

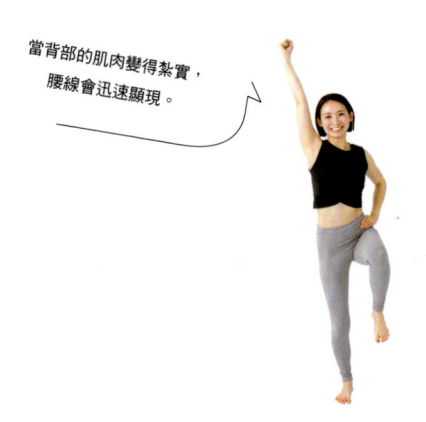

對角線背部反折訓練

POINT
抬起手腳時，想像手腳是從胸口正後方延伸出去。

UP！

透過影片學習動作

066

STEP. 1

讓單手與單腳沿著對角線抬起，維持這個姿勢3秒鐘

先趴在地上，然後讓單手與對側的單腳沿著對角線抬起，想像背部的肌肉往身體中心點收縮。也可以連頭部一起抬起。維持這個姿勢3秒鐘後，讓手腳回到地板，再用相同的方式抬起另一側的手腳。左右輪流做，總共做10組。

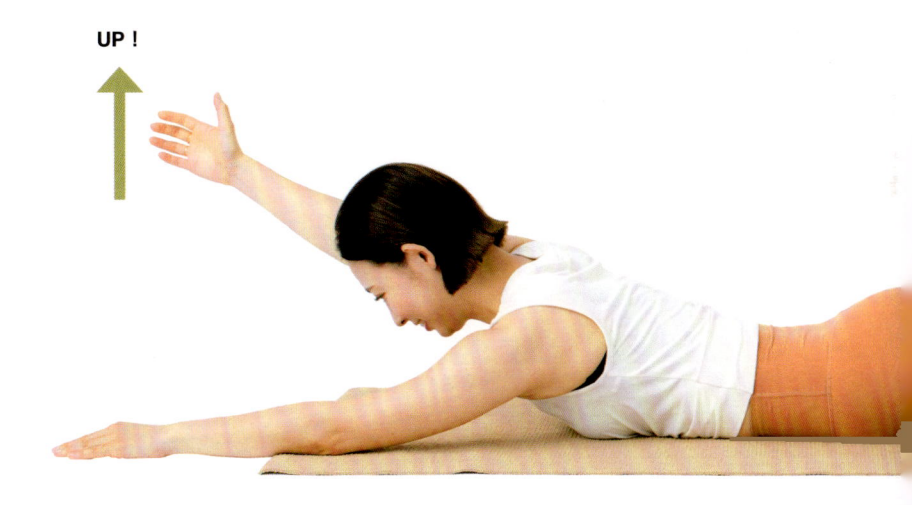

UP！

也能有效紓緩
經前症候群

　　經前症候群（PMS）是指從經期前約10天開始出現的身心不適症狀，如煩躁、沮喪、腰痛、頭痛等。這些症狀通常與荷爾蒙失調有關，也可能受到生活環境或個性的影響，因此每個人的症狀與嚴重程度都不同。不過，許多忙碌的現代女性似乎都深受其擾。

　　導致經前症候群加劇的原因之一是壓力。本書介紹的腰線挑戰能**放鬆緊繃的肌肉，並加深呼吸**，因此能有效緩解壓力。當呼吸變得深長，身體會逐漸放鬆，使副交感神經變得更為活躍，進而減輕經前症候群的症狀。

　　由於副交感神經在經期前及經期間的活性較低，因此這段期間可以選擇較為輕鬆的課程，例如第1天的放鬆課程、第2天的伸展課程，以及第3天的呼吸課程。需要注意的是，若經前症候群的症狀加劇，應立即停止練習；若症狀未見改善，也應儘早就醫尋求專業幫助。

COLUMN ── 04

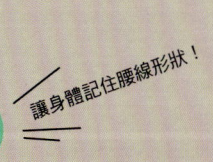

DAY 1
DAY 2
DAY 3
DAY 4
DAY 5

DAY 5

放鬆
P 44 - 49

＋

伸展
P 52 - 57

＋

呼吸
P 60 - 61

＋

淺層肌肉訓練
P 64 - 67

＋

集大成
P 70 - 71

讓身體記住腰線形狀！

KUBIRE CHALLENGE

DAY 5

集大成

形狀記憶術

腰線意象訓練

TIME > 2 分鐘

吸氣

肚子盡可能往內縮。

STEP. 1

站在鏡子前面，想像理想的腰線

站在鏡子前，雙腳與肩同寬。一邊以鼻子吸氣，一邊將雙手抬高至耳朵旁，充分伸展背部肌肉，同時盡可能收緊腹部。透過鏡子確認自己的腰線，並想像理想中的身體曲線。

透過影片學習動作

070

DAY 1 | DAY 2 | DAY 3 | DAY 4 | **DAY 5**

(POINT)
讓身體記住
理想曲線的感覺！
緩緩吐氣

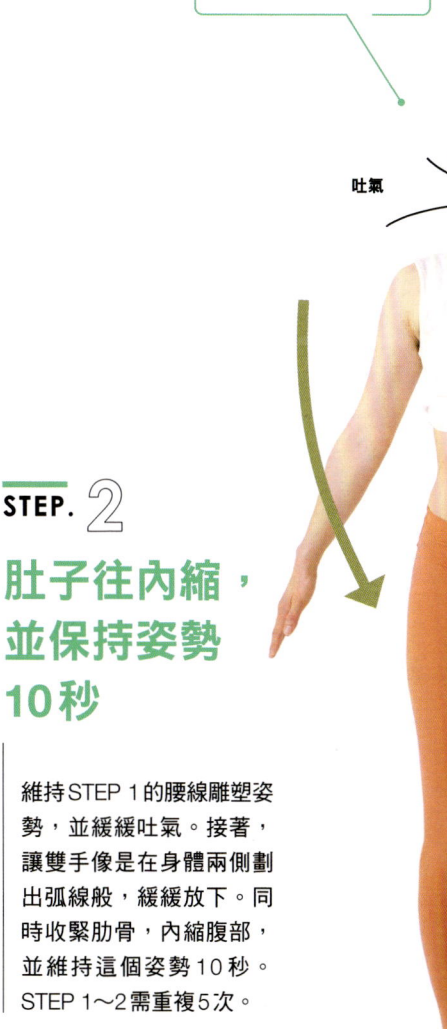

吐氣

STEP. 2

肚子往內縮，並保持姿勢 10 秒

維持STEP 1的腰線雕塑姿勢，並緩緩吐氣。接著，讓雙手像是在身體兩側劃出弧線般，緩緩放下。同時收緊肋骨，內縮腹部，並維持這個姿勢10秒。STEP 1～2需重複5次。

還有
提供線上課程

基於「一起學習、一起成長」的理念，我創立了「美肌瑜珈線上沙龍」，並擔任該沙龍的部長。

這個以 大家一起擁有曲線迷人的身材 為核心概念的Instagram社團，目前已有超過1500名成員。許多成員為了追求美麗與健康，經常參與相關課程。

線上沙龍的最大亮點是 線上直播的美肌瑜珈課程 。由於可以即時留言發問，遇到任何不懂的地方都能立刻詢問並獲得解答！

此外，沙龍還舉辦許多有趣的活動，例如減重挑戰，幫助大家朝理想身材邁進，每次挑戰都誕生不少成功案例。

每個月還會邀請美容或飲食方面的專家來分享知識，並請造型師教授化妝技巧，或邀請阿育吠陀老師傳授生活美容術，讓成員從不同角度學習美學，不僅限於瑜珈或重訓。

另外，針對成員的疑問與煩惱，還有專門的直播節目提供解答，這類互動內容廣受歡迎。我也有機會與許多成員交流，每次都能獲得許多啟發與正向能量。這個線上沙龍隨時都能參加，還能與夥伴們一同努力減重！

https://www.hirotanao.com/bikinyoga/about/

PART 3.
透過體態訓練,
搭配加強運動,
讓在意部位更美麗

透過臀部與雙腳的訓練，留住美麗腰線

為了讓5天的腰線挑戰效果更加顯著，接下來將透過額外的臀部與腿部訓練，進一步凸顯並維持美麗的腰線。

腰線挑戰可鍛練腹部與背部的肌肉，讓肋骨與骨盆維持中立位置，進而讓腰線浮現，但長時間的辦公室工作或是久坐的生活習慣都會讓 **臀部與大腿的肌肉變得僵硬**，骨盆也會因為被拉往下半身而歪斜。

如此一來，腰線挑戰的效果將大打折扣。因此，對於長時間維持相同姿勢的人，建議搭配臀部與腿部訓練，讓上半身與下半身的肌肉穩定支撐骨盆，減少骨盆歪斜的風險。

美臀訓練能 有效刺激臀部最大塊的肌肉「臀大肌」，而這塊肌肉的主要功能是協助下半身的運動。讓臀部進行全面的「伸展與收縮」，便能徹底鍛鍊這塊肌肉。

美腿訓練則可放鬆容易緊繃的大腿前側淺層肌肉，並進一步強化深層肌群。如此一來，能避免練出過於僵硬的肌肉，塑造線條修長的雙腿。

透過刺激臀部與大腿肌肉，不僅能讓臀部更加翹挺，雙腿線條也會更加修長，讓全身的比例變得更完美。

\額外訓練！/
美臀訓練

3 分鐘 ＜TIME

EXTRA CHALLENGE

STEP. 1　單腳膝蓋彎曲，另一隻腳打直

先讓雙手手掌貼地，接著彎曲單腳膝蓋，並將膝蓋放在手腕後方，腳尖則放在另一側手掌後方。另一隻腳完全伸直。吸氣時，讓背部向上伸展。

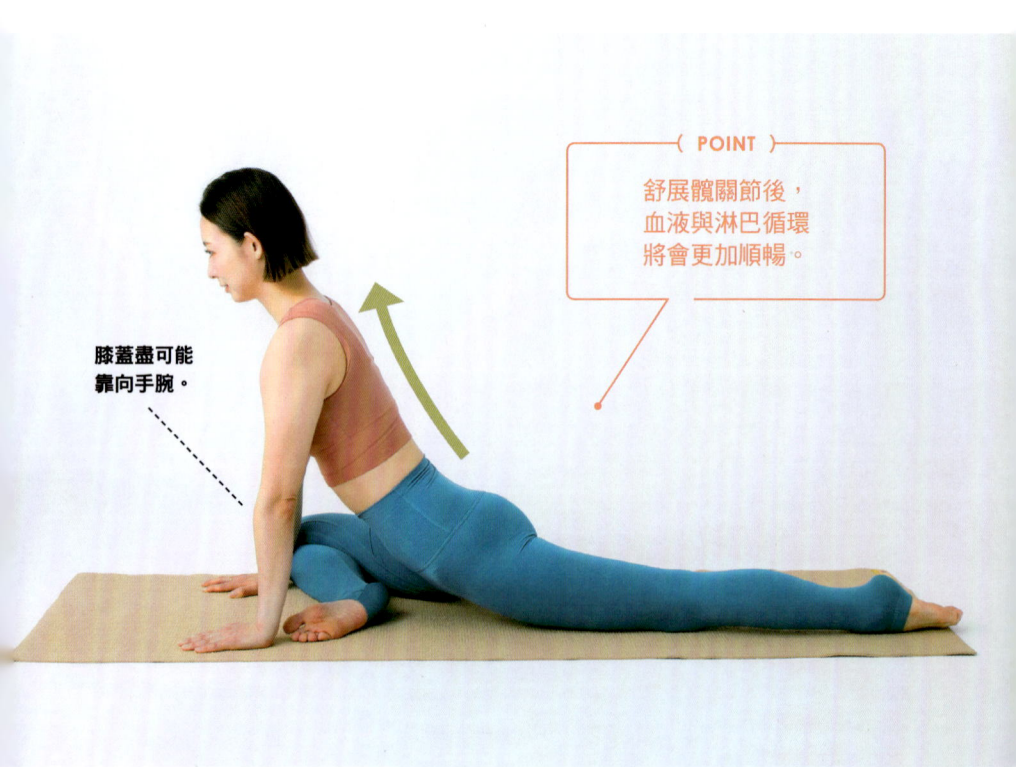

(POINT)
舒展髖關節後，血液與淋巴循環將會更加順暢。

膝蓋盡可能靠向手腕。

透過影片學習動作

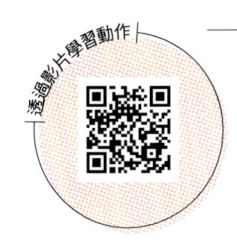

臀部肌肉放鬆後，手腳冰冷與臀部鬆垮的問題就能得到改善喔！

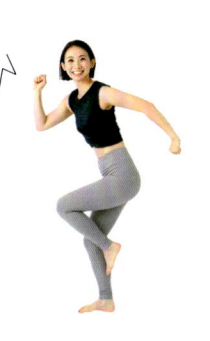

STEP.2 讓手肘貼地，再讓上半身靠向地板

一邊吐氣，一邊讓手肘貼地，並將胸部向前傾倒。盡量讓肚臍靠近地板，臉部朝向地面。維持這個姿勢5秒鐘。

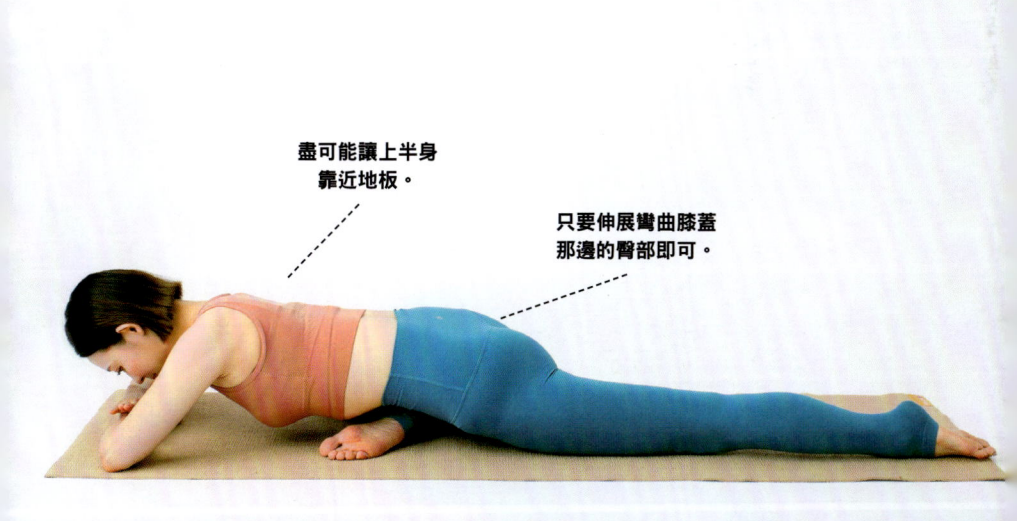

盡可能讓上半身靠近地板。

只要伸展彎曲膝蓋那邊的臀部即可。

《 下一頁待續

額外訓練！**美臀**訓練

EXTRA CHALLENGE

STEP. 3
以仰躺姿勢伸展單腳

改成仰躺的姿勢後，立起膝蓋，再讓雙腳靠攏。將雙手放在臀部旁邊。打開胸口，讓腰部貼在地板。在大腿內側貼緊的狀態下，讓單腳往斜上方抬起來。

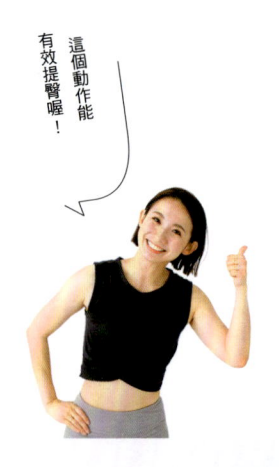

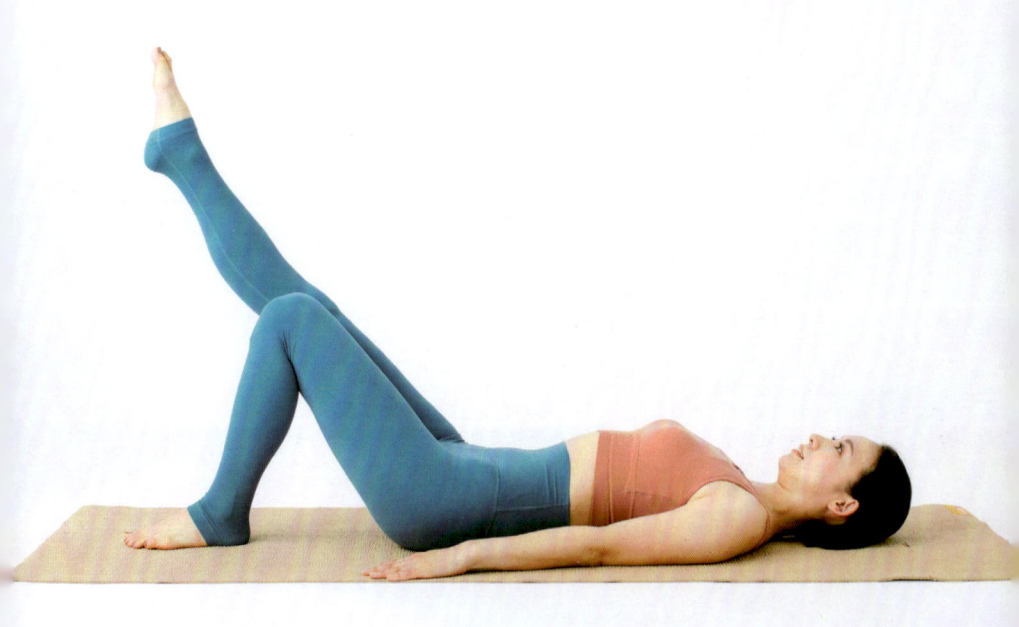

這個動作能有效提臀喔！

078

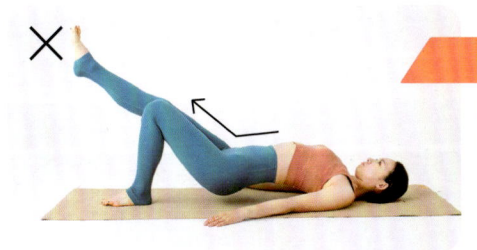

NG!
臀部下垂，
僅抬高腰部是錯誤的姿勢。

STEP.4 抬高臀部，讓身體呈現一直線

一邊吐氣，一邊抬起臀部，感覺就像是將恥骨向天花板移動。此時，雙手應盡可能保持放鬆，不要出力。理想的姿勢是讓上半身與抬起的腿呈一直線。一邊吸氣，一邊回到STEP 3的姿勢，重複10次臀部的抬起與放下。另一側也需依照STEP 1～4的方式進行訓練。

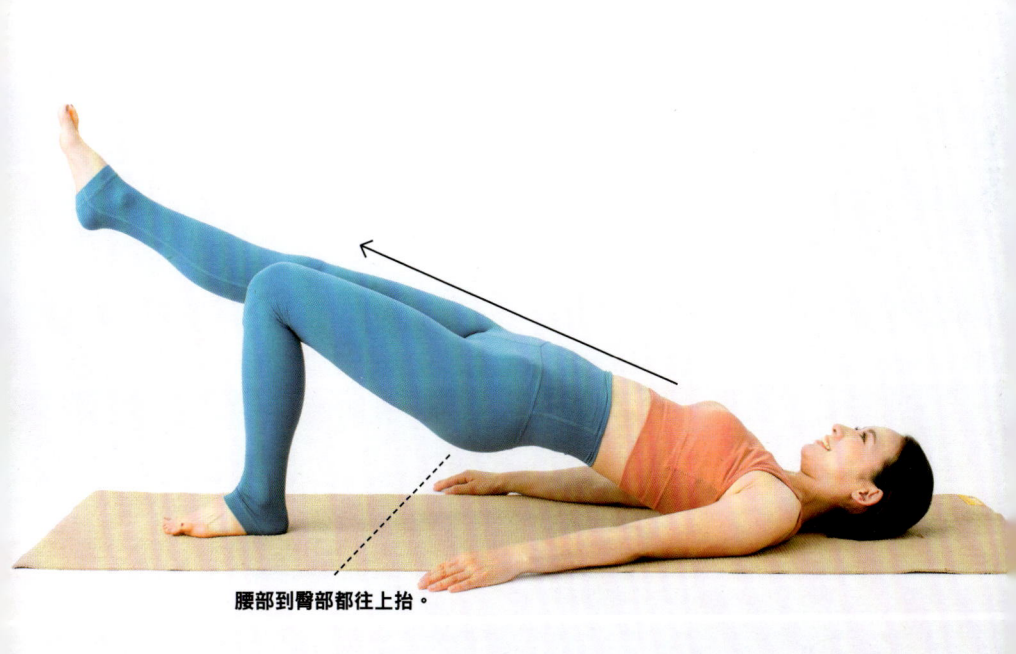

腰部到臀部都往上抬。

額外訓練！
美腿訓練

4分鐘 ‹TIME ⏱

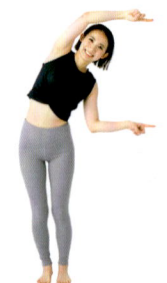

也可以坐在椅子上面做喔！

STEP. 1

放鬆大腿前側的肌肉

用力

用力

先坐下來，將一隻腳往前伸直，然後用掌心較厚的部位輕輕按壓並撥鬆大腿前側的肌肉，持續20秒。感覺就像是在將肌肉從骨頭表面分離開來一樣。

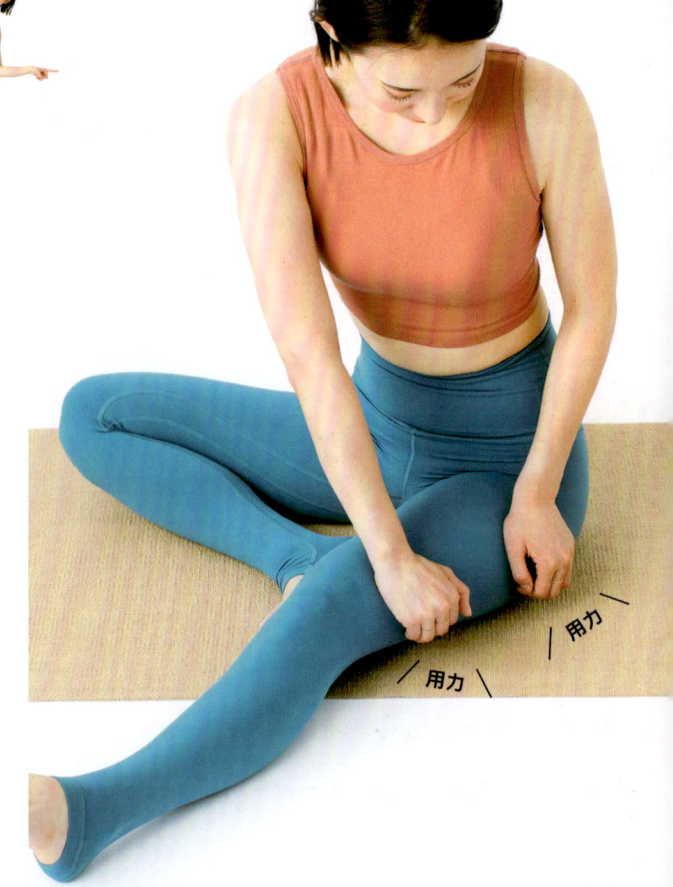

EXTRA CHALLENGE

080

透過影片學習動作

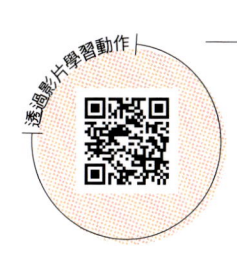

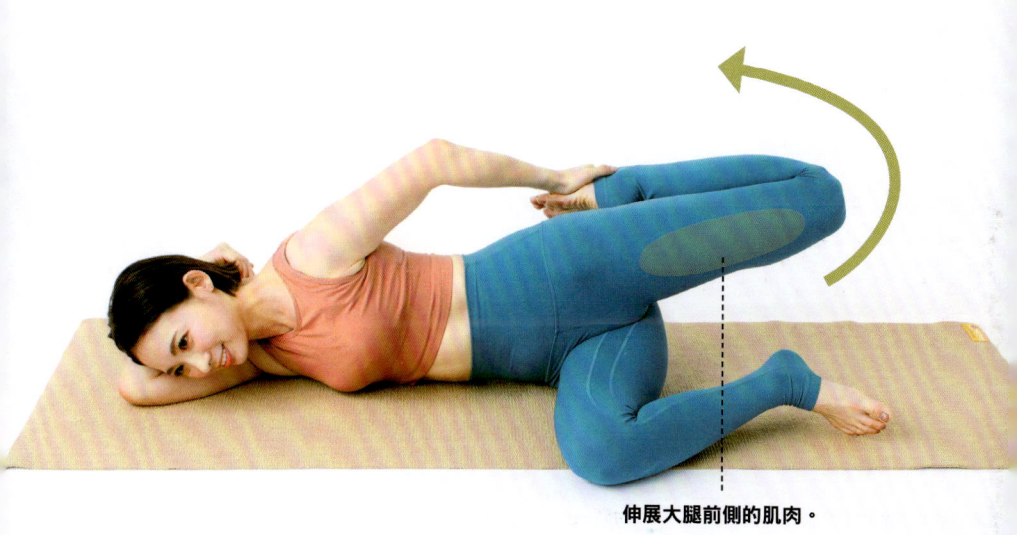

伸展大腿前側的肌肉。

STEP. 2 側躺後，將上面的腳往後拉

接著，把剛剛放鬆的那隻腳放在上面，彎曲膝蓋，並用手抓住腳背。下方的手臂枕在頭下，另一隻腳則向胸口靠近。然後一邊吐氣，一邊將上面的腳往後拉，讓大腿前側的肌肉得到伸展。維持這個姿勢8秒鐘。

腰部不容易反折，所以大腿前側的肌肉會被徹底拉開！

《 下一頁待續

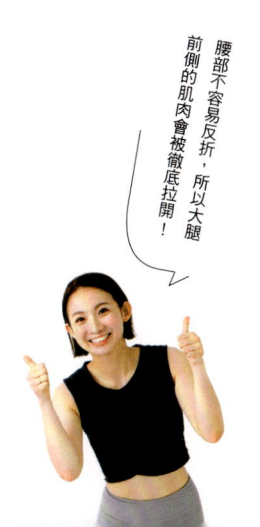

額外訓練！**美腿**訓練

EXTRA CHALLENGE

(POINT)
腳的根部會有點拉緊的痛感！

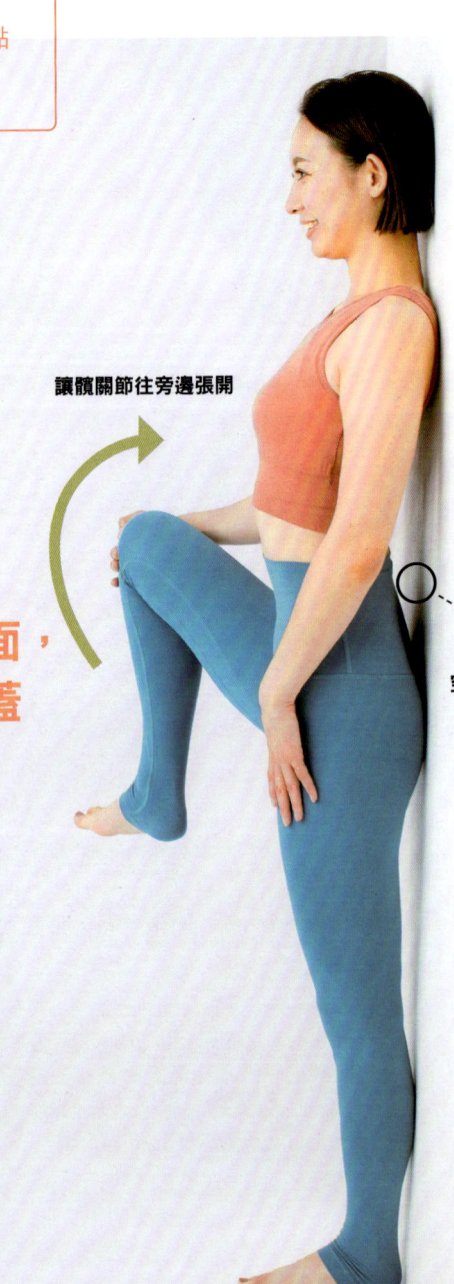

讓髖關節往旁邊張開

空出一個拳頭的距離。

STEP. 3
站在牆壁前面，將單腳的膝蓋拉往腋下

讓肩胛骨與臀部靠在牆壁上，然後挺直身體，再將單邊的膝蓋往腋下拉，維持這個姿勢5秒鐘。另一側也要以STEP 1～3的方式訓練3組。

082

NG!

身體沒站直,只是癱在牆壁上

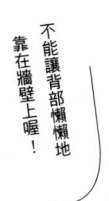

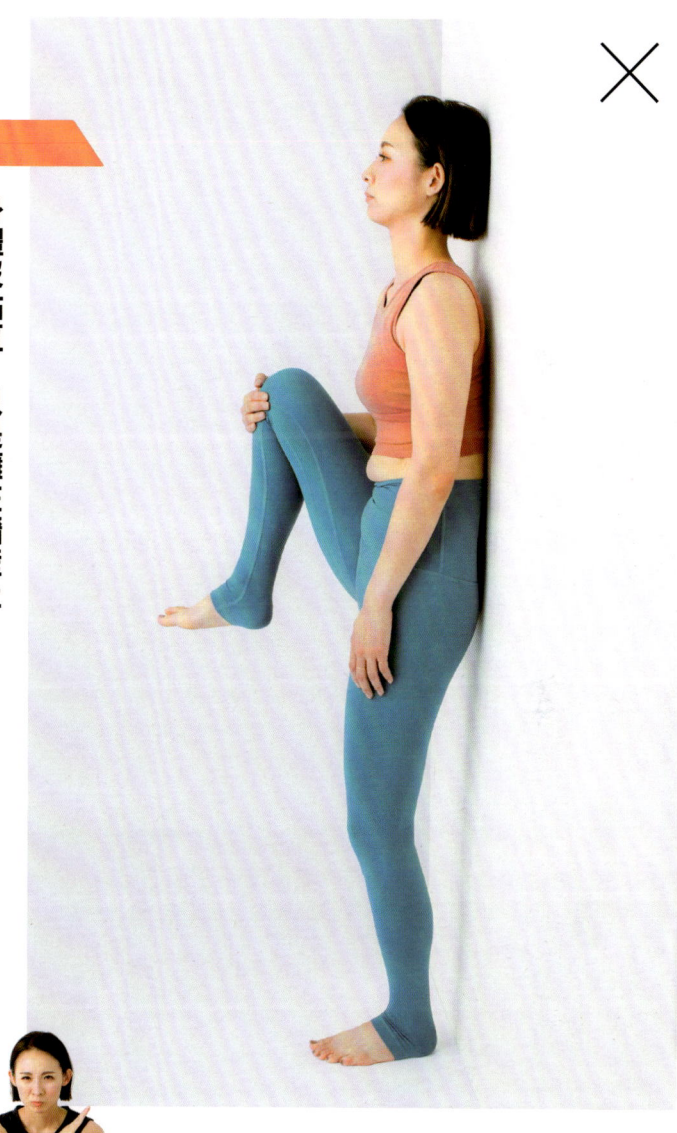

身體要站直,不能駝背。軸心腳要穩穩踩著地板,也要挺胸。

不能讓背部懶懶地靠在牆壁上喔!

083

雕塑腰線的**好**習慣與**壞**習慣

好不容易透過上述的訓練雕塑了腰線，卻因為平常不起眼的壞習慣，使身體變得僵硬或姿勢走樣，這樣不僅可能會讓美麗的腰線流失，還可能影響外表，甚至造成肩膀僵硬、腰痛等身體不適。

所以接下來我們要將重點放在盥洗和做家事等七大日常動作上，告訴大家如何避免因這些動作而養成壞習慣。

要想維持美麗的體態，需要大量的肌肉，因此如果能時刻注意姿勢是否正確，即使不刻意訓練，也能鍛鍊肌肉，塑造易瘦體質。希望大家能藉此機會重新檢視自己的日常動作。

從髖關節開始，
讓身體往前傾

OK

像是從大腿根部讓身體對折般，從髖關節開始讓身體往前傾，不僅能減輕腰部負擔，還能促使臀部向上抬起，腹部也會自然用力。膝蓋微微彎曲也沒有問題。

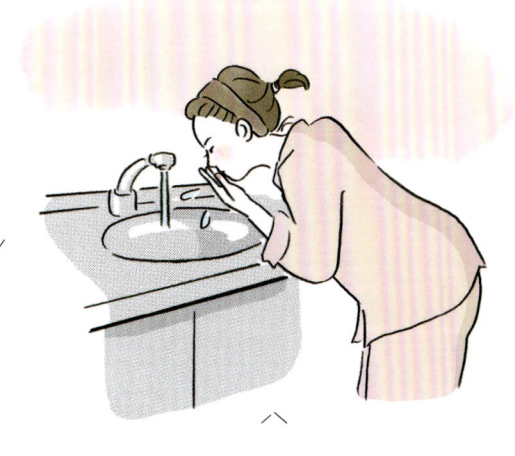

CASE - 1
洗臉的姿勢……

NG

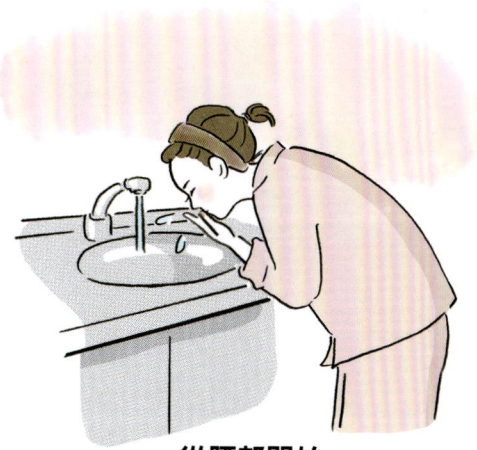

從腰部開始
讓背部彎曲

大家是不是彎了腰部和背部，而不是髖關節呢？這個動作會導致腰痛和脖子僵硬，還可能讓背部變得圓拱，造成虎背熊腰喔。

085

**讓肩胛骨靠攏，
背肌收縮！**

OK

首先站直身體，挺胸，將肩胛骨靠攏，收緊腹部。視線向上，利用背部肌肉來控制吹風機的位置。

CASE-❷
吹頭髮的姿勢……

NG

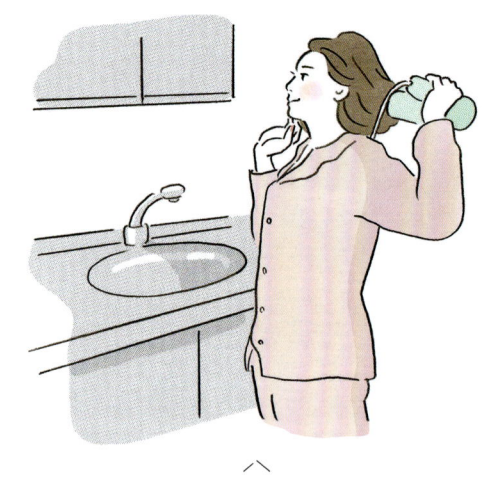

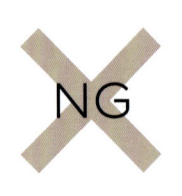

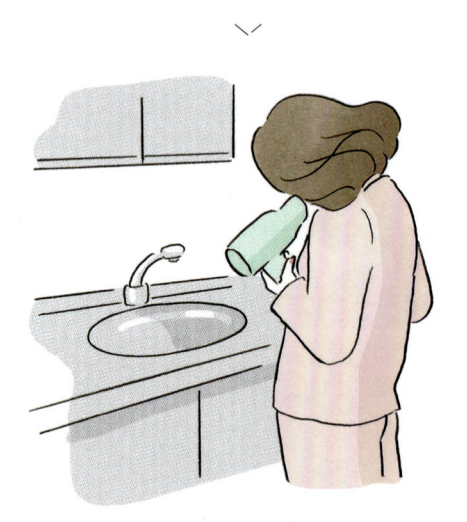

當體重集中在單腳時，骨盆會歪斜。頭部向下或是身體靠在洗臉台上吹頭髮，會讓駝背更加嚴重，且腹部也會愈來愈大。

**上半身前傾的
駝背姿勢**

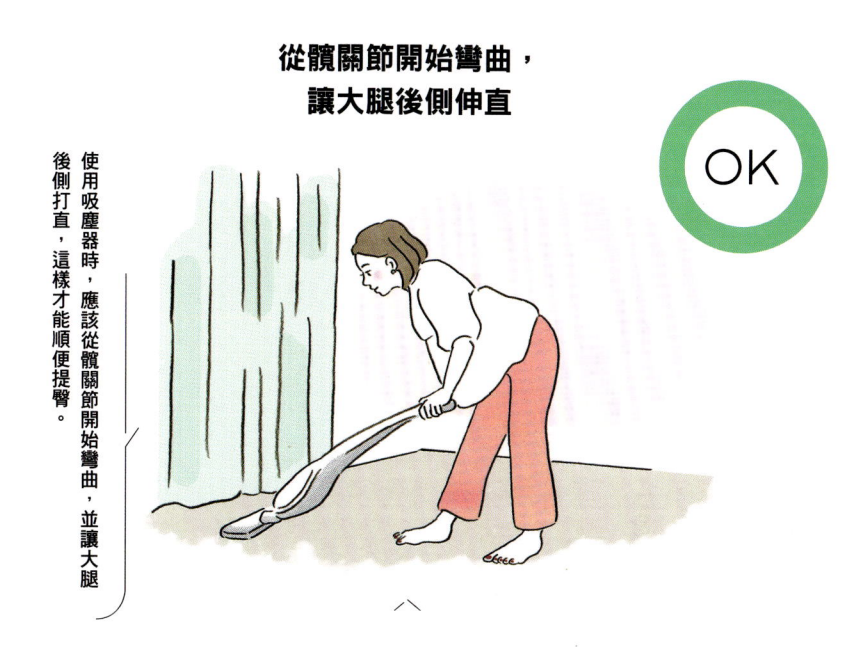

OK

從髖關節開始彎曲，
讓大腿後側伸直

使用吸塵器時，應該從髖關節開始彎曲，並讓大腿後側打直，這樣才能順便提臀。

CASE-❸
使用吸塵器的姿勢……

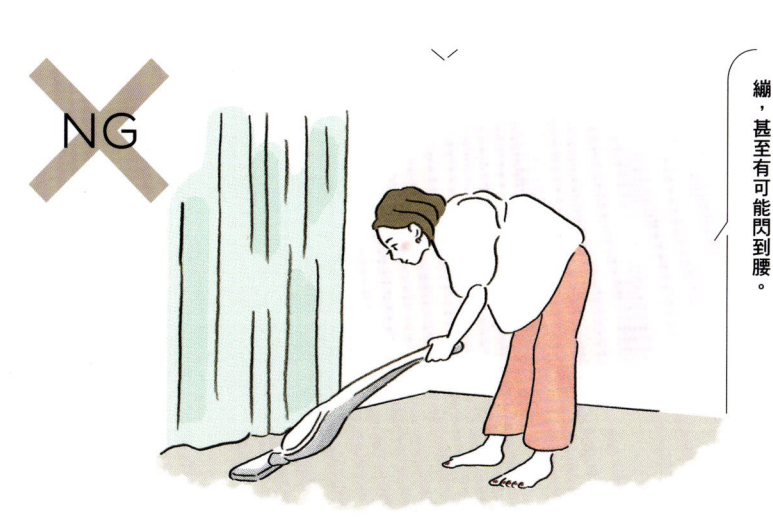

NG

為了讓身體靠近地板而長時間大幅度彎腰或半蹲，會對腰部造成沉重負擔！吸完地後，腰部會變得緊繃，甚至有可能閃到腰。

使用吸塵器時，
一直彎著腰

**椅子坐得淺一點，
讓背部挺直**

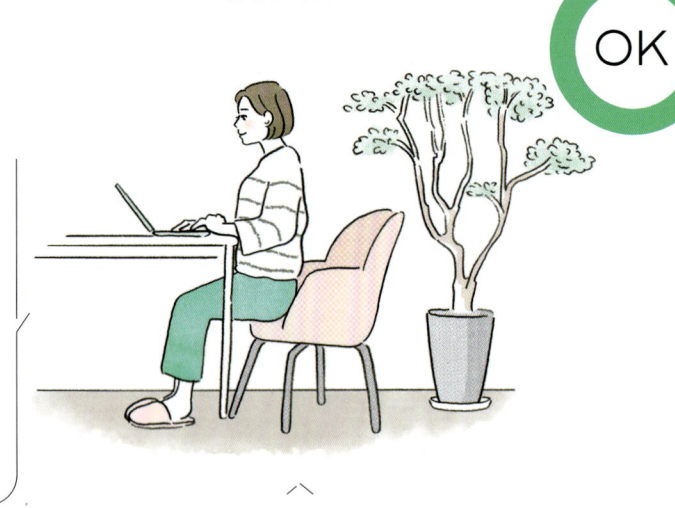

OK

椅子坐得稍微淺一些，讓背部挺直，並確保腳掌貼在地面，這是最理想的姿勢。如果腳掌無法貼地，就需要調整椅子的高度。時刻提醒自己，一旦姿勢走樣，就要立刻矯正。

CASE-4
使用電腦的姿勢……

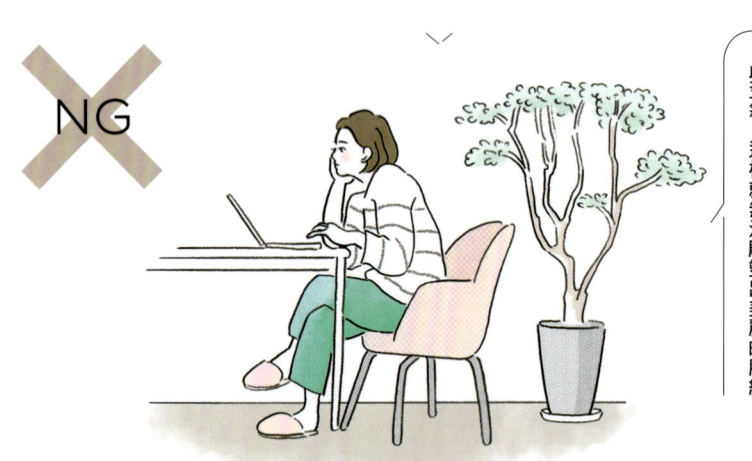

NG

坐得太深會讓骨盆向後傾，從而導致駝背。如果這時候還翹腳或把手肘撐在桌面上，骨盆和脊椎會因此歪斜，這樣就無法雕塑出美麗的腰線。

**椅子坐得太深
導致駝背**

088

視線向上！
利用臀部帶動雙腳

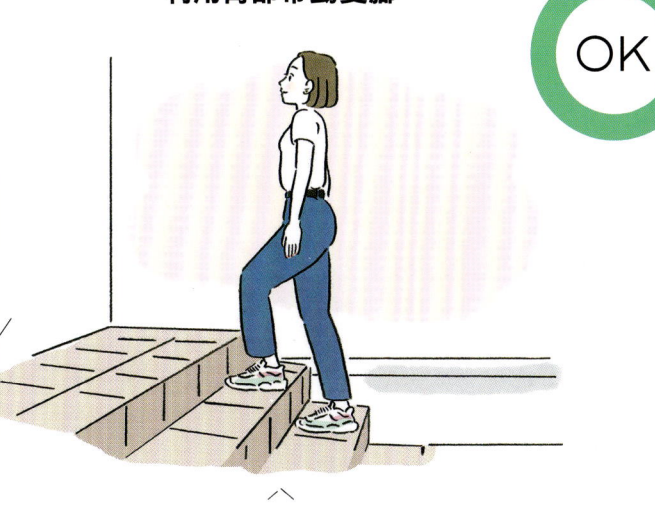

OK

以臉部朝向正面，直視前方的姿勢爬樓梯。如果能稍微將臀部往前推，並用力將腳踝往下蹬來爬樓梯，就能鍛鍊腳部的深層肌肉，讓大腿更加緊實。

CASE - ❺

爬樓梯的姿勢……

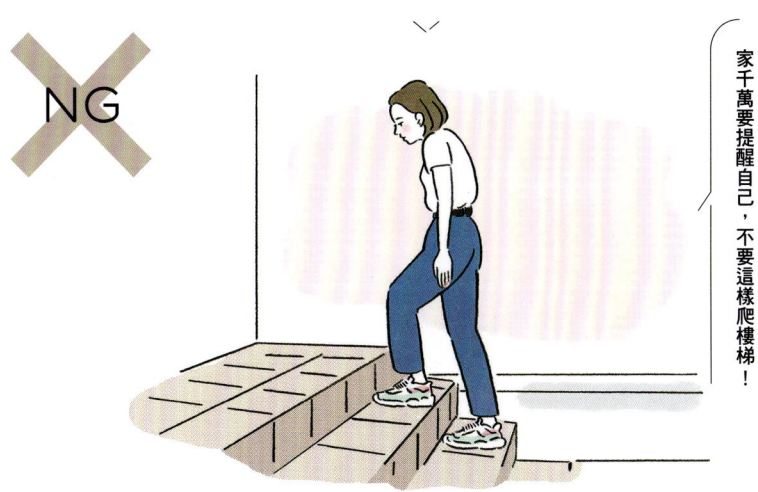

NG

爬樓梯時，由於怕沒踩穩，很多人容易低頭看地面，但這樣會使頭部往前傾，導致整個人駝背，肚子變大，臀部變鬆，而大腿前側的肌肉也會變得緊繃。大家千萬要提醒自己，不要這樣爬樓梯！

垂頭喪氣的姿勢

挺胸並打直腰部

OK

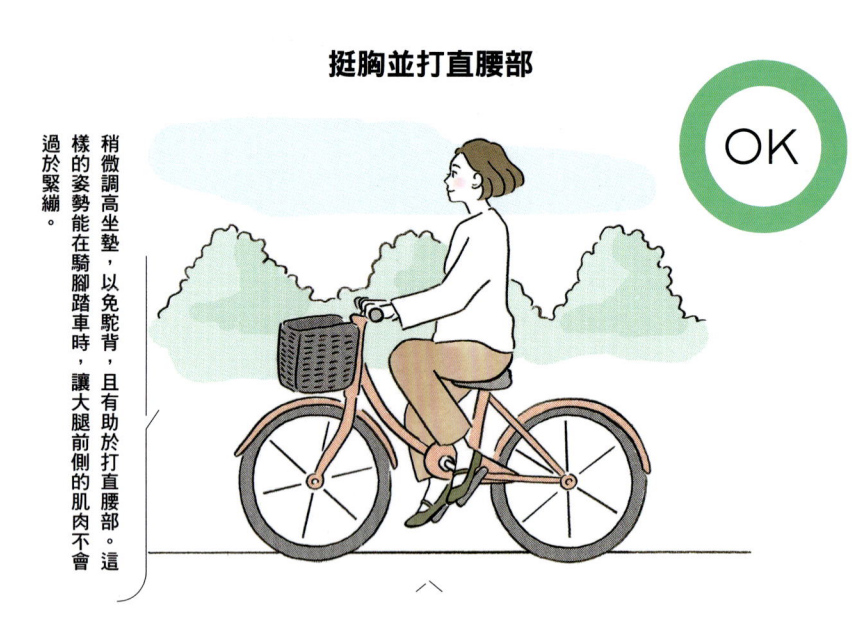

稍微調高坐墊,以免駝背,且有助於打直腰部。這樣的姿勢能在騎腳踏車時,讓大腿前側的肌肉不會過於緊繃。

CASE-6
騎腳踏車的姿勢……

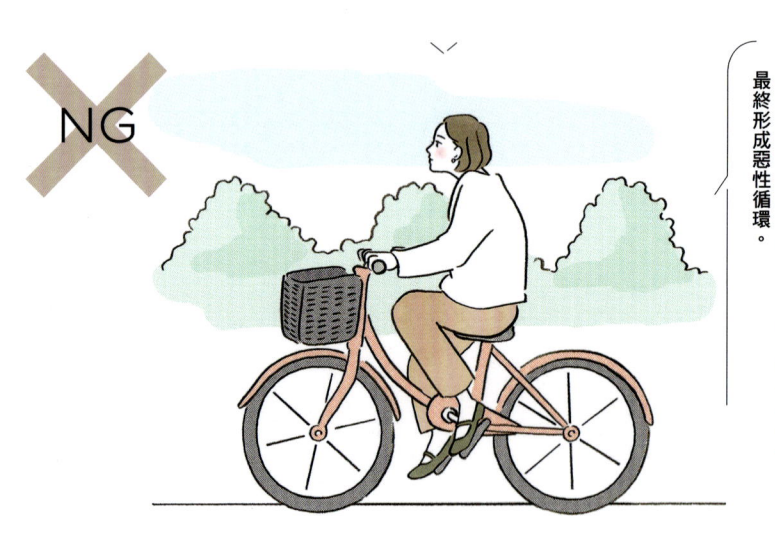

NG

如果騎腳踏車時保持聳肩和駝背的姿勢,大腿肌肉容易緊繃,背部也會變得笨重,肩膀則感到僵硬,最終形成惡性循環。

聳肩駝背!

**讓重心均勻落在雙腳，
腳尖與膝蓋朝向正面**

OK

挺起身體，讓體重均勻落在雙腳。腳尖與膝蓋朝向正面，同時讓臀部收緊。滑手機的時候，要將手機拿到與視線一樣的高度。

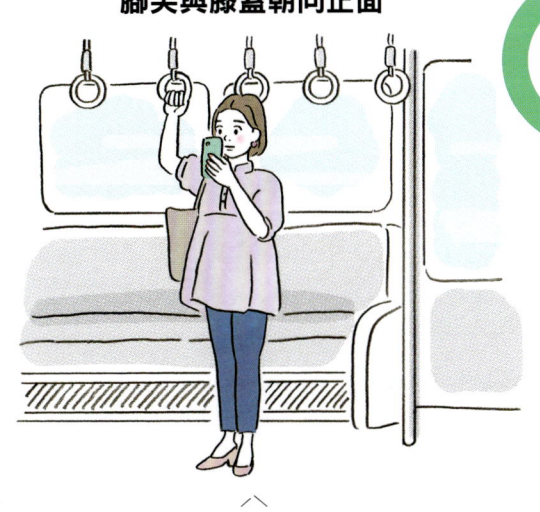

CASE - 7
在捷運車廂的站姿……

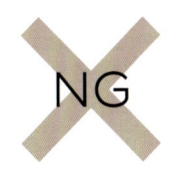

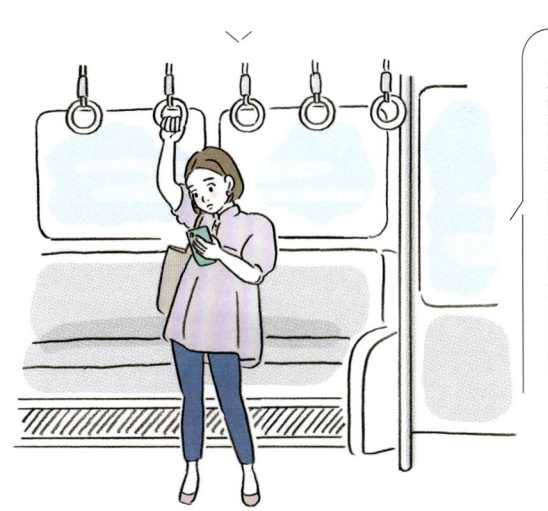

NG

**讓重心落在單腳，
低頭滑手機**

讓重心落在單腳的站姿會讓骨盆逐漸歪斜，也會讓下半身變得愈來愈胖。不建議讓身體靠在門上。一直低頭滑手機會造成肩頸僵硬與駝背。

091

結語

每個腰線挑戰的訓練大約只需2～4分鐘就能完成,即使做完整套訓練,總共也只需要20分鐘左右。如果在早晨進行挑戰,能迅速喚醒身體;如果在睡前訓練,則能放鬆身心,提升睡眠品質。當然,也可以在工作空檔時進行挑戰,提振一下士氣。總之,請大家把腰線挑戰融入日常生活。

只需5天,就能改變身體的曲線。減重的重點不在於單純減輕體重,而是離塑體型。要擁有玲瓏有致又柔韌的身材,適當鍛鍊肌肉是最有效的方式。鍛鍊肌肉不僅能讓身體更加健康緊實,還能改善整體狀況。本書介紹的腰線挑戰課程,專為矯正肋骨和

骨盆而設計，因此體重可能不會立即改變，但當骨頭回到正確的位置，肌肉就能正常運作，身體循環會更順暢，不適的症狀自然會隨之改善。只要身體健康，心情就會保持樂觀與正面。

老實說，我一直認為任何體型都很美，完全不需要過度關注自己的外貌，但我知道每個人內心深處，都希望有所改變，這也是大家對本書感興趣的原因。既然如此，為何不試著改變自己，讓自己擁有成功與自信呢？這樣，你一定會更愛自己，人生也會變得更輕鬆與幸福。為此，我也希望每一位讀者都能成為理想中的自己。「愛上自己吧」，這是我對大家的期許。

HIROTA NAO
Nao Hirota

　　基於「想要建立一個大家能夠輕鬆聚在一起的場所」而決定設立瑜珈教室。從銀行離職後，於大型瑜珈教室擔任教師，一年教了幾百堂課之後，於2017年在東京都目黑區創立了雕塑身材瑜珈教室「HOME」。

　　以「愛上自己吧」為信念，設計了自己也認同的「美肌瑜珈（放鬆＋伸展＋鍛練）」課程。

　　目前除了將所有的課程都切換成線上課程，經營「美肌瑜珈線上沙龍」之外，也經營「BIKIN YOGA CHANNEL」這個YouTube頻道。

　　社群媒體的追蹤人數已超過30萬人，也常接受媒體採訪與活動邀請之外，也依照法人客戶的需求設計瑜珈課程，於不同領域展開活動。

　　著有《整えるヨガ 心とカラダの不調に効く365日の基本ポーズ》（ダイヤモンド社）、《ラクしてやせる美ボディ習慣 美筋ヨガ》（マイナビ出版）。

▶ Instagram　＠onaonao

▶ YouTube　BIKIN YOGA CHANNEL

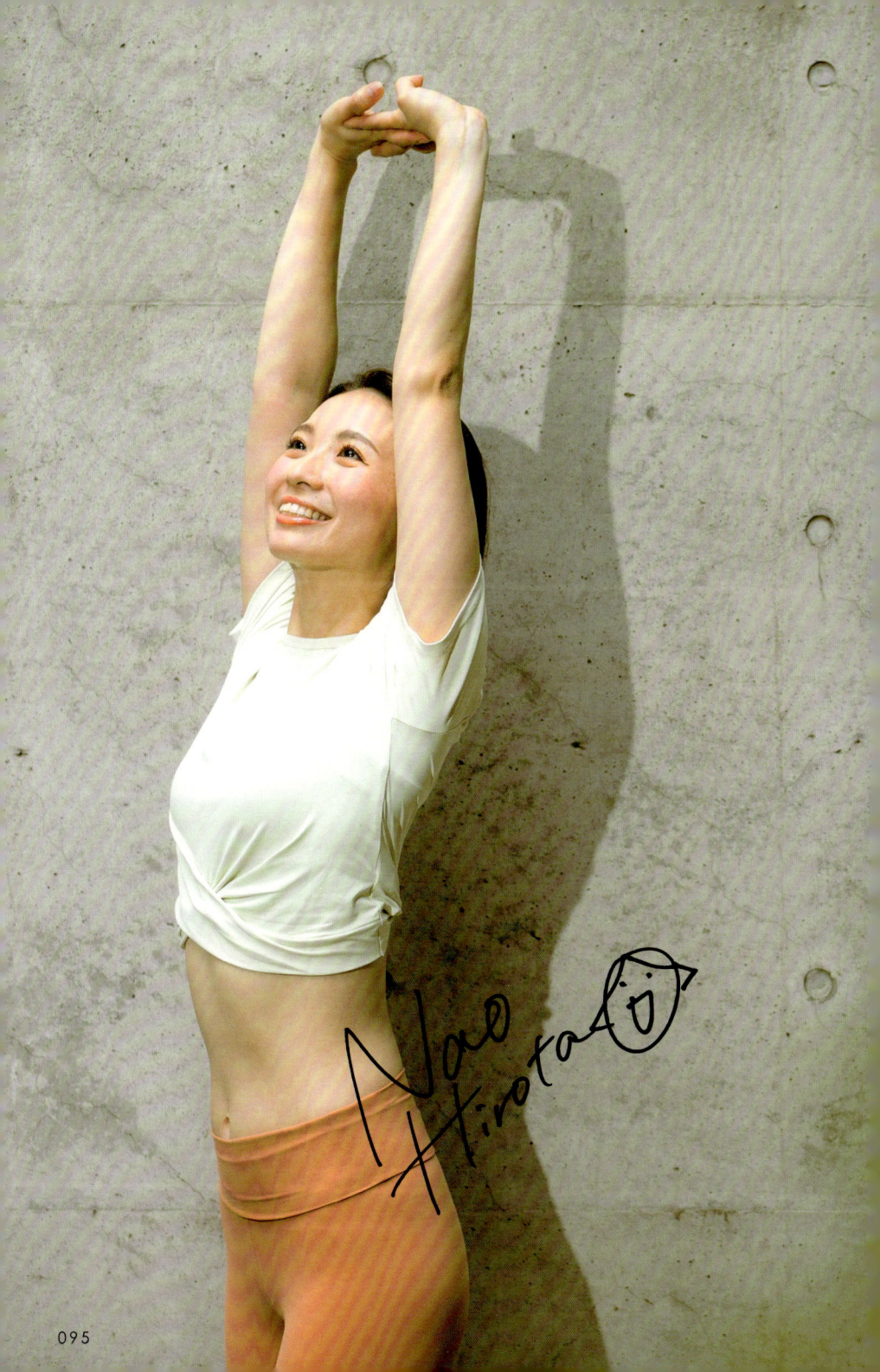

Staff

執筆協力／鈴木惠美
攝影／內山めぐみ
髮型設計師／藤崎理映子
設計／月足智子
插圖／山中玲奈
編輯協力／高橋マシ　渡邊有里子

たった5日でウエスト-7cm　美くびれデザイン
TATTA ITSUKA DE WEST -7CM BIKUBIRE DESIGN
Copyright © 2022 Nao Hirota
First published in Japan in 2022 by Gentosha Inc.
Traditional Chinese translation rights arranged with Gentosha Inc.
through CREEK & RIVER CO., LTD.

腰線雕塑術
5天打造緊緻小蠻腰

出　　　版	楓葉社文化事業有限公司
地　　　址	新北市板橋區信義路163巷3號10樓
郵 政 劃 撥	19907596　楓書坊文化出版社
網　　　址	www.maplebook.com.tw
電　　　話	02-2957-6096
傳　　　真	02-2957-6435
作　　　者	HIROTA NAO
翻　　　譯	許郁文
責 任 編 輯	吳婕妤
內 文 排 版	謝政龍
港 澳 經 銷	泛華發行代理有限公司
定　　　價	360元
出 版 日 期	2025年7月

國家圖書館出版品預行編目資料

腰線雕塑術：5天打造緊緻小蠻腰 / HIROTA
NAO作；許郁文譯. -- 初版. -- 新北市：楓葉
社文化事業有限公司, 2025.07　面；公分

ISBN 978-986-370-800-1（平裝）

1. 減重 2. 塑身 3. 腰

411.94　　　　　　　　　　114005601